REVIVRE
MALGRÉ LA DOULEUR

DU MÊME AUTEUR

Aidants, ces invisibles, Éditions de l'Observatoire, 2019.
Être présent pour ses parents, Éditions de l'Observatoire, 2022.
Ma Famille, mon job et moi, Robert Laffont, 2023 ; Pocket, 2024 (sous le titre *Guide du proche aidant*).
Prendre soin des aidants, Vuibert, 2024.

HÉLÈNE ROSSINOT

REVIVRE MALGRÉ LA DOULEUR

Robert Laffont

ISBN : 978-2-221-28224-3
Dépôt légal : octobre 2025.

Éditions Robert Laffont – 92, avenue de France 75013 Paris
contact@robert-laffont.com

À toi, sans qui ce livre tel qu'il est
n'aurait pas pu voir le jour.

Sommaire

Introduction

Il y a des douleurs trop grandes pour qu'on ose les raconter. D'autres dont on doute qu'elles le méritent. C'est ainsi que l'on finit par taire toute souffrance.

Je me suis longtemps battue pour d'autres sans avoir le courage de raconter ma propre histoire. Comme des millions de personnes en France, je suis atteinte de douleurs chroniques. J'ai une spondylarthrite ankylosante.

Je suis médecin. Patiente. Aidante. Femme.
J'ai vu la réalité sous tous ses angles. L'absence d'écoute, de reconnaissance, la solitude, l'ignorance qui entoure douleurs physiques comme mentales.

Et un jour, j'ai décidé que cela suffisait.

Que je ne pouvais plus accepter que tant d'entre nous ne soient abandonnés à leur souffrance.
Qu'il fallait, enfin, parler.

Que ce serait le seul moyen d'être compris et de recevoir l'aide que nous méritons.

Alors dans une première partie, j'ai commencé par raconter des dizaines d'histoires, dont la mienne, ce parcours que nous traversons tous. La rencontre avec notre douleur, l'errance jusqu'au diagnostic, la colère, la peur, l'isolement ou encore cette sensation si frustrante et complexe que notre corps ou notre esprit ne nous appartient plus toujours, ne nous obéit pas.

J'ai ensuite voulu montrer à tous ceux qui souffrent ainsi qu'à leurs proches, qui font bien souvent de leur mieux, qu'il est possible de ne pas laisser la douleur dévorer et détruire nos relations. Que l'on ne doit pas se contenter de moins à cause d'elle. Qu'un nouvel équilibre peut exister.

Enfin, j'ai souhaité mettre des mots sur la violence que notre société inflige aux patients qui ont mal. Les humiliations, l'invisibilisation, les préjugés d'anonymes comme parfois malheureusement de l'entourage. La dureté d'une partie du corps soignant qui ne sait plus écouter. L'ignorance d'un monde qui blesse parce qu'il ne voit plus la souffrance.

Tout cela change aujourd'hui.

Que la douleur ait envahi votre corps, votre esprit ou celui de quelqu'un que vous aimez, que vous ayez un jour souffert – dans votre cœur ou votre chair – et vous soyez demandé s'il y avait encore de l'espoir, qu'elle soit votre quotidien ou que vous souhaitiez apprendre à la connaître, ce livre est pour vous.

Il ne vous guérira pas. Il ne vous mentira pas.
Mais il vous montrera qu'un autre chemin est possible. Que nous pouvons revivre malgré la douleur. Ensemble.

Et faire en sorte que plus jamais la société n'ose détourner le regard.

Première partie

Le parcours de la douleur

1

La première rencontre avec la douleur

« La première rencontre » : ce terme est bien souvent l'introduction des romans d'amour les plus passionnés. Il sous-entend à lui seul l'invitation dans nos vies d'une nouvelle personne, d'un sentiment prêt à tout bousculer, à prendre une place centrale. Il fait rêver au bonheur. Et pourtant… Si la douleur et l'amour n'ont rien de commun dans leur finalité – quoi que les milliers d'auteurs, chanteurs, poètes qui ne cessent de les associer dans leurs œuvres pourraient ne pas partager ce point de vue –, leur développement, l'espace grandissant qu'ils occupent dans notre quotidien, se ressemblent. La première rencontre avec la douleur peut d'ailleurs se comparer avec le début des relations sentimentales. Certains sont comme frappés par la foudre, arrêtés dans leur élan par la soudaine vision de l'être aimé. D'autres se découvrent peu à peu, lors de rendez-vous qui s'étalent sur des semaines, des mois, voire des années. Que son entrée dans votre vie soit brutale ou à petits pas, qu'elle vous paralyse abruptement ou serpente à bas bruit dans votre quotidien jusqu'à ce que vous ne voyiez, n'entendiez plus qu'elle, la douleur remplit les habitudes et l'esprit comme l'amour, se transformant en une compagne d'infortune. Tout comme les sentiments naissants, elle s'invite dans chaque pensée, dans chaque geste. Elle peut nous brûler, nous dévorer, parfois nous détruire, comme la passion. Et pourtant, leur différence est fondamentale. Pour l'un, « jusqu'à ce que la mort nous sépare » sonne comme une promesse ; pour l'autre, comme une menace. La douleur est un personnage de nos vies que nous devons bon gré mal gré apprivoiser, en espérant constamment réussir à s'en débarrasser.

Certains se rappellent leur première rencontre avec leur douleur. Ce n'est pas mon cas.

Je me remémore une sensation de brûlures diffuses, dans ce que je ne savais pas à l'époque être mes tendons. Je serais bien incapable de vous raconter le jour où elle est apparue. Les émotions qu'elle a provoquées sont en revanche indélébiles. L'impuissance, devant un médecin qui me dira à 15 ans : « Ça ne se soigne qu'avec des antidépresseurs, vous êtes trop jeune, donc il n'y a rien à faire », sans chercher autre chose. La colère, devant ce que je percevais comme une vraie injustice. La honte, de devoir porter des orthèses aux poignets – qui ne servaient en réalité à rien, car le premier diagnostic était erroné. Le regard moqueur de certains autres adolescents. La rage qui m'a prise à la gorge lors d'une rencontre avec un autre médecin, grand professeur parisien, après qu'il m'ait dit au bout de deux minutes de consultation que ces fameuses orthèses étaient inutiles et qu'on pouvait les jeter à la poubelle, sans proposer ni examen, ni solution, ni autre diagnostic. Je n'oublierai jamais son visage, les couloirs blanchâtres à la peinture fissurée, le bruit de la porte que j'ai claquée en sortant de son bureau.

Je ne me rappelle peut-être pas exactement mes premiers instants avec elle, mais je ne peux oublier la tempête qu'elle a entraînée en posant ses bagages dans ma vie.

Élise, elle, a longtemps refusé de penser que sa douleur était sérieuse, voire réelle. Pendant de longs mois, elle s'est persuadée que sa raideur au réveil n'était due qu'à son âge. Elle avait régulièrement ri devant des sketchs qui parlaient de la différence entre nos 20 et nos 30 ans et avait donc mis ce symptôme sur le compte du passage à la trentaine. Hors de question de déranger qui ce soit pour si peu, ni même d'inquiéter ses proches. Elle n'était plus une enfant et n'allait pas faire un caprice parce qu'elle vieillissait. Cela n'en valait pas la peine. Après tout, tout le monde a mal au dos !

Non. C'est ce qu'elle réalisa le jour où elle finit par en discuter avec sa meilleure amie, après un matin plus long que les autres, où une bonne heure avait été nécessaire pour « ne plus se sentir rouillée ».

« Mais toi, tu fais plus de sport, c'est normal que tu aies moins mal. »

« Je n'ai pas mal. Jamais. »

Élise était restée sans voix.

« Je pense qu'il faudrait que tu voies ton médecin », ajouta doucement son amie. Il était temps d'accepter que la rencontre avait eu lieu il y a bien longtemps et qu'il n'était plus possible d'ignorer cette relation.

Le premier contact de Rose avec sa douleur fut célébré par toutes les femmes de sa famille. Bien que la jeune fille de 14 ans se soit retrouvée en larmes, recroquevillée sur le sol glacé de la salle de bains, foudroyée par les crampes qui cisaillaient son bas-ventre, la nouvelle était source de joie et de fierté : elle était devenue femme. Qu'importent l'ampleur et la brutalité de la rencontre qui se reproduirait à l'identique tous les mois sans que personne ne la pousse à consulter avant de longues années. Sa mère, sa grand-mère avaient toutes eu la même expérience et ne connaissaient que cela. De génération en génération des gestes et décoctions s'étaient transmis, sans grand succès. Il était de bon ton de serrer les dents et de ne pas se plaindre. C'était cela, devenir adulte. Rarement une première rencontre avec la douleur n'est autant célébrée que celle causée par les règles.

Celle de Marc a jeté son dévolu sur lui bien avant qu'il ne l'aperçoive.

C'est une sensation de lourdeur qui a d'abord envahi son quotidien. Tout lui devenait pesant. Bouger un bras, parler… Même respirer lui demandait un effort absurde. Se lever du lit ressembla rapidement à une ascension sans sommet ni promesse de fin. Puis ses journées se remplirent d'une sorte de vide, un gouffre gris, poisseux, où ses pensées commencèrent à tourner en boucle, sans écho ni issue. Tout ce qui lui avait un jour procuré le moindre plaisir lui semblait aujourd'hui insipide. Il voyait bien les regards sur lui, interrogatifs, inquiets, parfois moqueurs, mais ne pouvait rien face à cette chape de plomb qui s'était progressivement abattue sur lui.

Sa douleur avait l'apparence des nuages de fumée d'un incendie ravageur, qui couvrent de suie opaque et collante chaque centimètre de terre saine, à des kilomètres à la ronde.

Au début, rien ne se voyait de l'extérieur. Ou du moins, pas assez pour alerter qui que ce soit. Personne n'aurait pu deviner l'orage qui était en train de gronder au loin. Enfin… Pas si loin. Peu à peu, Marc disparut. Plus vraiment là, même quand il était physiquement présent. Son regard s'accrochait aux détails, aux murs, aux fenêtres, sans les voir, sans en saisir les contours. Les questions, la préoccupation des autres glissaient sur lui sans jamais trouver prise ni laisser de trace. Ses sourires étaient devenus mécaniques, puis absents, comme un masque de politesse qu'il oubliait parfois de mettre.

Beaucoup se sont éloignés. Pas envie d'être contaminés par l'humeur maussade. La suie des autres, cela tache. Ceux qui sont restés ne savaient pas vraiment quoi faire, tant le voile noir semblait impénétrable.

On pourrait penser qu'une fois les racines de la douleur plantées dans la chair ou l'esprit, elle ne s'emparerait que de son hôte, mais cela est bien faux. Telle la ronce grimpante, s'agrippant épine par épine, elle débordera et griffera qui l'approchera, colonisant les pensées, les journées, parfois les nuits, de tous ceux qui aiment, s'inquiètent, témoins volontaires ou non de cette conquête sauvage du corps et de l'être de leur proche. Impuissants, certains fuiront au premier assaut, pendant que d'autres tenteront de lutter contre l'agresseuse par tous les moyens qui leur passeront par la tête. Chaleur, massage, câlins, antalgiques, psychotropes, tout sera bon pour la faire reculer. Parfois, avec succès. Dans d'autres cas, la douleur refermera ses lianes acérées autour des malades et de leur entourage, les unissant dans une étreinte captive, jusqu'à ce qu'un diagnostic, un remède ne les délivre.

La première rencontre avec la douleur donne une idée de la personnalité de l'intrus qui va partager notre vie, de l'ennemi que l'on va avoir à affronter. Aucun n'a la même forme, les mêmes armes. Seules les épines et les blessures à vif qu'il laisse derrière lui, les cicatrices qui en résultent comme autant de marques d'un combat, gravent de la même manière le corps et l'âme de tous ceux qui ont un jour dû l'affronter.

2

Errance et doute

On se bat rarement contre le même assaillant pendant des années sans connaître son nom. Et pourtant… Il n'est que trop fréquent que l'on ne puisse nommer la douleur que par ce qu'elle nous inflige, par ses conséquences, par ses symptômes, et non pas par sa cause, son origine, sa racine. L'ennemi reste tapi dans le noir, bien à l'abri d'un diagnostic et d'une prise en charge efficace.

Longtemps Marie s'était crue peu résistante. Faible. Douillette.

Elle avait commencé à souffrir lors de ses règles à l'âge de 15 ans. Rien d'anormal, selon sa famille et ses amies. Et pourtant, chaque mois la jeune fille terminait en larmes, le souffle coupé par les crampes. Tournait de l'œil régulièrement. Vomissait. Son premier médecin lui confirma lui aussi que c'était tout à fait habituel et lui proposa sans chercher à en savoir plus de prendre la pilule pour la soulager et réguler ses cycles un peu erratiques. Marie avait accepté et commencé son traitement, sans que jamais la douleur ne s'efface.

Ses parents perdaient patience devant ce qu'ils considéraient être du cinéma pour ne pas aller au lycée. Après tout, pensaient-ils, s'il y avait eu quelque chose de sérieux, le médecin aurait poussé les examens plus loin.

Les mois continuaient à s'égrener et Marie guettait maintenant avec précision toutes les réactions ou symptômes de ses amies lors de leurs règles. Avaient-elles mal ? Manquaient-elles les cours ? Que prenaient-elles pour se soulager ? Malheureusement pour elle, aucune ne semblait vivre la même expérience. Peut-être après tout était-elle bien « trop sensible » à la douleur. Ou peut-être « s'écoutait-elle trop », comme lui avait suggéré sa grand-mère un matin devant ses suppliques, une fois de plus.

À 18 ans, Marie prit rendez-vous avec une gynécologue à qui elle raconta ses douleurs et ses symptômes. Devant ses interrogations, celle-ci lui prescrit une échographie dont les résultats revinrent normaux. Marie repartit de là avec une ordonnance pour une autre pilule et la sensation oppressante que personne ne la prenait au sérieux. Des mois de doute s'ensuivirent : et si c'était normal ? Et si tout le monde avait raison ?

Comment pouvait-elle s'endurcir ? Comment augmenter sa résistance ? Elle passait maintenant des heures sur Internet chaque semaine à chercher la réponse. Cela devint une obsession. Chaque chute, coup, coupure était une occasion pour mesurer : avait-elle plus ou moins mal que lors de ses règles ? Qu'est-ce qui était considéré comme vraiment douloureux ? À quoi pouvait-elle se comparer ?

Ses questionnements tournèrent rapidement en expérimentations qui effrayèrent sa mère, persuadée maintenant que sa fille avait avant tout un problème psychologique.

C'est Enzo, un garçon qu'elle rencontra quelques semaines plus tard et qui devint rapidement son petit ami, qui la prit au sérieux pour la première fois.

Il voyait bien son état chaque mois, mais aussi son ventre, parfois gonflé comme proche de l'explosion. Il avait rapidement découvert qu'elle souffrait lors de leurs rapports. Et il se sentait bien impuissant devant la douleur de celle qu'il aimait. Il la poussa à consulter un autre gynécologue et l'accompagna afin de poser lui aussi des questions sur la meilleure manière de la soulager. Une seconde échographie revint pourtant elle aussi négative. Enzo eut cependant quelques mots qui eurent un impact immense sur son amoureuse, sans vraiment qu'il ne le mesure : « T'inquiète, on va finir par trouver, moi je te crois. » Ils décidèrent ensemble de chercher sur Internet des symptômes ou témoignages qui se rapprocheraient de ce que vivait la jeune femme. Rapidement, un mot apparut de manière récurrente : endométriose.

Ils décidèrent de prendre rendez-vous chez un spécialiste de cette pathologie, même si cela signifiait attendre plusieurs mois. À chaque épisode, Enzo réconfortait de son mieux Marie, lui préparant bouillotte, antalgiques, petits plats… Et à défaut d'avoir moins mal, elle se sentait moins seule. Ce qui était déjà un énorme changement.

Le second chambardement eut lieu lorsqu'elle rencontra enfin ce nouveau médecin. Immédiatement, elle se sentit prise au sérieux, considérée. Il l'écouta, l'interrogea, posa des mots sur ce qu'elle vivait. Il la croyait.

Une IRM plus tard, le diagnostic tombait enfin, après presque 5 ans. Endométriose de stade 3.

Cinq ans, c'était deux de moins que ce qu'il avait fallu à Alice pour obtenir le sien.

La jeune femme avait commencé à souffrir de douleurs au ventre vers 22 ans. C'était arrivé progressivement, un épisode après l'autre. Étudiante en droit, elle avait fréquemment des examens et était stressée. C'était, aux yeux de son médecin traitant, la cause évidente de ses « dérangements intestinaux ». Ça ou une « colopathie fonctionnelle ». Dans les deux cas, une meilleure hygiène de vie et une diminution du stress régleraient ses problèmes. Alice avait pris ces conseils très au sérieux et s'était immédiatement astreinte à un régime strict : fruits et légumes, tout ce qui était censé être « bon pour la santé ». Cela n'aidait pas vraiment.

Une pharmacienne lui conseilla des probiotiques ainsi que des antispasmodiques. Mais rien n'y faisait.

Alice se sentait épuisée et ne savait plus vers qui se tourner. Originaire d'une famille très pudique où les questions de santé étaient peu abordées, et encore moins celles concernant le bien-être digestif, elle n'osait pas se confier à ses proches qui ne mesuraient donc pas ce qu'elle était en train de traverser.

Sa troisième consultation en trois ans l'amena cette fois à une échographie abdominale, dont les résultats furent normaux, et à une coloscopie partielle, aboutissant à la même conclusion.

Le gastro-entérologue annonça un diagnostic de « syndrome de l'intestin irritable » devant l'absence d'autre hypothèse – à cet instant. Il conseilla à la jeune femme de suivre une psychothérapie pour diminuer son stress et de maintenir une bonne hygiène de vie. Les larmes montèrent aux yeux d'Alice en entendant ces mots. Depuis des années maintenant on lui prodiguait les mêmes conseils et elle ne savait plus quoi faire pour améliorer encore cette fameuse « hygiène de vie ».

Les années passèrent, avec des mois où elle se sentait nettement mieux et d'autres où elle se serait crue en enfer, tordue de douleur des heures durant sur les toilettes.

De dépit devant l'absence de solution, la jeune femme s'était ensuite tournée vers des praticiens de « médecines alternatives » qui, à défaut de lui fournir une prise en charge efficace, l'écoutaient – ce qui était plus que ce dont elle avait l'habitude.

Tous les régimes y étaient passés, selon les recommandations de chacun : sans gluten, sans lactose, anti-inflammatoire, végétarien puis carnivore.

Alice s'était résolue à devoir vivre ainsi. Sa vie sociale s'était réduite comme peau de chagrin, n'osant plus vraiment sortir au restaurant, ou pire encore, partir en week-end et risquer d'être malade devant ses proches.

C'était un lundi en fin de matinée, après avoir passé deux jours au lit avec des symptômes particulièrement forts, qu'Alice s'était effondrée au travail, le souffle coupé par l'impression qu'une lame lui traversait les entrailles. Ses collègues avaient immédiatement appelé une ambulance et elle avait été transportée en urgence à l'hôpital. Là-bas, entendant le récit de sa maladie, un gastro-entérologue décida de lui faire passer une coloscopie complète avec des biopsies et une IRM.

Il lui fut confirmé rapidement qu'elle souffrait de la maladie de Crohn.

Douter. Espérer. Douter encore. La vie de Juliette n'était plus qu'une constante oscillation entre ces deux états depuis que le comportement de son mari Paul avait commencé à changer. Elle avait d'abord pensé qu'il avait rencontré quelqu'un d'autre. Deux ans après la naissance de leur fils, il paraît que c'est plus fréquent que l'on ne le croit. Il avait commencé à s'éloigner, à perdre tout intérêt dans ce que le petit garçon pouvait faire, ne cherchait plus à partager de temps avec eux. Il rentrait tard, parlait moins. Répondait qu'il était juste fatigué, que ça allait passer. Elle avait fini par y croire.

Les semaines s'écoulaient et Paul semblait dériver de plus en plus loin de son quotidien. Elle le sentait se tourner et se retourner chaque soir dans leur lit, mais n'osait rien dire. À quoi pouvait-il bien penser ?

Juliette s'épuisait, elle aussi. Le désengagement de Paul pesait sur elle, ainsi que ses nuits hachées. Elle se sentait seule, à jongler entre son travail, son fils et ses inquiétudes. Les mois passèrent. Bientôt la colère prit la place de ses tourments. Ne pouvait-il pas faire un effort ? Était-ce si compliqué de se lever du canapé, de donner le bain au bébé, de participer à quelque chose, n'importe quoi pour l'aider ? Son exaspération croissante se heurtait au mur de silence et de lenteur qui partageait son domicile, à défaut de vouloir partager sa vie. Enfin, le pensait-elle. Et puis, il y a eu ce matin-là : celui où il n'a plus bougé du tout. Où il a murmuré d'une voix blanche : « Je n'y arrive plus. »

Le cœur de Juliette avait sombré. C'était évident maintenant, Paul n'allait pas bien. Le convaincre de consulter fut compliqué, mais la jeune femme finit par réussir. Presque deux ans avaient passé lorsqu'ils entendirent le mot « dépression » pour la première fois.

Mon histoire est plus atypique, en partie parce que j'ai connu deux circonstances pas si répandues : une famille, et en particulier une mère qui ne m'a jamais lâchée et qui m'a crue dès le premier jour, et le fait d'avoir été étudiante en médecine pendant dix ans. On pourrait penser que ce deuxième point serait un avantage – et cela peut l'être –, mais dans mon cas, cela signifiait surtout que mes symptômes étant éloignés dans le temps les uns des autres, j'ai longtemps demandé conseil ponctuellement à chacun de mes collègues sans qu'aucun n'ait un inventaire complet de ce qui était arrivé lors des dix années précédentes. Je m'étais surnommée le « boulet médical », riant – jaune – de ma malchance et de ma capacité à développer de nouveaux symptômes de plus en plus inhabituels.

Il faut dire que j'avais toujours une bonne raison de ne pas soupçonner quelque chose de « global » : j'avais une explication pour chaque problème. Ou du moins j'en cherchais une. Une aponévrosite plantaire[1] ? Logique, je venais de marcher 28 kilomètres entre Metz et Nancy, mes chaussures étaient sûrement mal adaptées.

1. Inflammation dans le pied.

Un doigt qui gonflait ? J'avais dû le cogner quelque part, maladroite que j'étais. Et la douleur lombaire ? C'était évident, je m'étais fait une hernie discale en deuxième année de médecine, un accident bête. Même deux, trois ans après, alors que je me réveillais rouillée, fatiguée, avec cette douleur qui ne partait pas assez vite à mon goût, c'était bien entendu ce fichu disque qui me pourrissait la vie.

J'étais comme cela à cette époque, il me fallait toujours réponse à tout, l'idée de ne pas contrôler quelque chose m'était difficile.

J'ai même fini dans le bureau d'un neurochirurgien, en larmes, car il refusait de m'opérer pour me soulager de ma douleur. Il n'était pas convaincu qu'elle venait de ma petite hernie – et il avait raison ! Je ne le remercierai jamais assez d'avoir dit non malgré mes pleurs, ma colère, ma frustration. Cela aurait été une bêtise de m'opérer bien sûr, avec des séquelles sûrement lourdes, mais comment aurais-je pu le savoir ? J'étais juste épuisée et je ne supportais plus cette douleur qui me handicapait. Moi, l'hyperactive, j'avais du mal à tenir le rythme que je m'imposais et cela m'était insupportable.

Et puis, peu de temps après, sur Twitter, j'ai vu passer un échange entre un rhumatologue et un sportif qui débattaient des douleurs lombaires et des hernies discales. Le médecin expliquait que la pathologie n'empêchait pas la reprise du sport quelques mois après sa survenue. Je lui ai donc répondu, pleine de l'assurance de la jeune interne en médecine et patiente que j'étais, qu'il avait tort, car ma hernie m'empêchait encore de faire énormément de choses, la course à pied en particulier – dont il était question dans la conversation. Il me répondit quasi immédiatement : « Ce n'est pas normal. Une hernie discale ne fait pas ça. »

Il avait bien entendu raison. Mais au lieu de chercher sur-le-champ à m'orienter vers une autre pathologie, j'ai commencé à douter de ma douleur. Après tout, si ma hernie ne pouvait pas me handicaper à ce point… Peut-être étais-je simplement peu résistante ? Peut-être que tout le monde avait mal au dos ? Peut-être que tout le monde était fatigué ?

Après des années à n'avoir eu comme seul résultat d'examen positif que cette hernie, unique explication à laquelle je me raccrochais pour justifier ce que je vivais, j'étais complètement perdue. Heureusement maman, elle, n'a jamais douté de moi. Et c'est un cadeau immense qu'elle m'a fait. Elle a pris au sérieux chacun de mes symptômes, m'a écoutée avec attention, m'a soutenue à travers les années, m'a accompagnée à chaque rendez-vous. Je lui en serai éternellement reconnaissante.

Le doute m'a quittée lorsque les crises sont devenues plus fortes que ma volonté de me prouver que je n'avais rien.

En couple avec un autre médecin pendant mon internat, j'ai perdu un semestre complet à ne pas pouvoir aller travailler à cause de ces douleurs, sous ses yeux inquiets. J'ai fini par accepter avoir quelque chose et la nécessité de comprendre ce que c'était. Enfin, plus facile à dire qu'à faire. Qui consulter ? Que dire ? « J'ai mal au dos mais tous mes examens sont normaux » ? Je n'osais pas. Et pourtant, j'étais maintenant presque en fin d'internat ! Le problème était là, j'avais une sorte de syndrome de l'imposteur de la douleur. Je n'osais pas déranger un confrère pour lui dire que j'avais mal, mais que d'après tous mes examens, je n'avais rien.

Alors j'ai commencé à chercher de mon côté, en enfilant laborieusement ma casquette de médecin. J'y ai passé des mois, tentant de lister les symptômes que j'avais pu avoir ces quinze dernières années. Et un jour, j'ai trouvé.

Enfin, pour être précise, un jour, le diagnostic m'a trouvé, alors que je m'ennuyais ferme dans une baignoire de thalasso aux jets multicolores. Mes pensées vagabondaient au rythme du bruit de l'eau et je me suis souvenue de quelqu'un que j'avais connu presque dix ans auparavant. Un ancien collègue. Lui aussi avait mal au dos. Et le même âge que moi, ce jour, dans le bain. Comment s'appelait sa maladie déjà ?

La spondylarthrite ankylosante. Je me suis redressée d'un coup dans ma baignoire. Cette pathologie n'était pas sur ma liste. Impossible de me rappeler précisément les symptômes, je ne l'avais pas revue depuis le concours de l'internat des années auparavant. Quelque chose me disait que je tenais le bon bout. Les minutes me séparant de la fin du bain le moins relaxant – mais le plus productif – de ma vie furent aussi longues que celles qui m'éloignaient à l'époque de mes résultats de première année de médecine et je fixais intensément le plafond de la cabine dont la pénombre ne s'éclairait que de la même séquence interminable de couleurs. Une fois le soin terminé, sans prendre le temps de me sécher, je me souviens très bien avoir attrapé le grand peignoir, les claquettes, récupéré mon téléphone, l'avoir allumé au milieu des curistes, dans le petit salon où tous se pressaient, certains pour boire une tisane minceur, d'autres pour rejoindre à temps leur enveloppement d'algues, dans un brouhaha tranquille. Je dégoulinais d'eau et d'impatience. Internet captait mal et la patience n'a jamais été mon fort. Et enfin, google s'alluma. J'y tapai : « spondylarthrite ankylosante symptômes » et un tableau s'afficha. Cette maladie ne se diagnostique pas grâce à un seul examen – ce qui la rend complexe à découvrir. Un certain nombre de critères sont requis, qui établissent un score au-delà duquel la pathologie est certaine. Et au milieu de la foule, en peignoir, l'écran brouillé par les gouttes qui tombaient de mes cheveux mouillés ou peut-être qui roulaient de mes joues, j'ai vu défiler ma vie de ligne en ligne. Tout était sous mes yeux. Je cochais assez de cases pour faire le diagnostic immédiatement. Quinze ans d'errance ont pris fin ce jour-là.

Il n'y a pas deux patients avec la même histoire, le même parcours aux côtés de sa douleur. Certains sont écoutés, d'autres ignorés. Certains sont soutenus, d'autres laissés à leur sort. Certains vivent l'errance. D'autres ont rapidement des réponses. Mais il y a un moment qu'aucun ne peut oublier. Le diagnostic.

3

Le diagnostic

Savoir. Mettre des mots sur ce qui nous empoisonne, nous torture, nous grignote. Cet instant où l'on devine, dans le regard du médecin, qu'il a fait son diagnostic. Où l'on attend, le souffle suspendu à ses lèvres, le verdict. Où l'on guette inconsciemment sa démarche, sa posture : est-il mal à l'aise, gêné, sombre, comme celui qui s'apprête à faire s'écrouler un univers ? Rassurant, chaleureux, réconfortant, vient-il avec un remède en plus de sa sentence ? Triomphant, orgueilleux, est-il fier d'avoir résolu ce mystère qui a tenu tant d'autres en échec ?

Le monde tourne au ralenti dans ce bureau à la lumière blafarde, chaque geste semble durer des heures, les syllabes sonnent une à une comme les notes d'un clocher d'église. Mais quelle mélodie résonne ?

Certains entendront leur diagnostic comme une volée puissante et libératrice. D'autres le vivront comme le glas qui signe le deuil de la vie telle qu'ils la connaissaient jusqu'ici.

La guerre est finie. C'est ce qui a traversé l'esprit de Pauline lorsqu'elle a finalement entendu son diagnostic. Immédiatement suivi d'un murmure : « Je ne suis pas folle. » Devant les regards surpris de sa rhumatologue et de son compagnon, elle avait réalisé l'avoir prononcé à voix haute. Comme un enfant ayant osé un premier pas mal assuré et gagnant en force au second, elle répéta doucement : « Je ne suis pas folle. » Quelques mois plus tard, en racontant cet épisode, elle disait en riant que bien qu'elle ait compris à cet instant que sa maladie n'était pas dans sa tête, elle n'avait sûrement jamais eu l'air aussi folle qu'à ce moment. Après plus d'une dizaine d'années de combat acharné contre son corps, contre le système, contre tous ceux qui ne l'avaient jamais crue, contre ceux qui l'avaient immédiatement placée dans la case des « hystériques » et des « anxieuses », elle avait sa réponse. Après avoir tant douté d'elle-même, après avoir haï ce corps qui n'obéissait pas, cet esprit qu'elle avait jugé faible de souffrir sans la moindre raison valable, enfin, enfin elle savait ! Il y avait bien une cause à tout cela. Un rire puissant, profond s'était soudainement emparé d'elle, suivi quelques secondes plus tard par un flot inarrêtable de sanglots. Elle tanguait comme un bateau frêle au rythme des secousses.

La suite de la consultation se déroula dans un brouillard. Pauline distinguait la voix de son compagnon, interrogeant le médecin sur la maladie, ses conséquences, les traitements… Du reste, elle n'aura plus vraiment de souvenirs. Mais une étincelle était réapparue chez la jeune femme avec l'annonce de son diagnostic. La multitude d'émotions et de questions qui ne tarderait pas à se bousculer serait pour plus tard. Ce jour-là, son corps, sa douleur, avaient enfin repris un sens. Et pour elle, c'était le début d'une nouvelle vie.

Sclérose en plaques. Les mots de sa neurologue avaient eu sur Jean l'effet d'une gifle. Non, pire : il avait l'impression qu'un menhir venait de l'écraser. Il suffoquait. Impossible d'articuler un mot. Il aurait voulu se tourner vers un regard connu, rassurant, mais sa femme n'avait pas pu se libérer du travail pour l'accompagner. Une franche panique commençait à s'emparer de lui. Ses doigts se crispèrent sur sa chaise, serrant le plastique gris jusqu'à ce que ses phalanges deviennent aussi blanches que son visage à cet instant. Les battements de son cœur tapaient violemment dans ses oreilles, amplifiant la nausée qui s'invitait à son tour. La chaleur était étouffante. La voix ferme et teintée d'inquiétude de son médecin réussit brusquement à pénétrer le nuage de sidération dans lequel était en train de s'enfoncer Jean et le contact soudain de sa paume sur son bras le ramena à la réalité.

« Monsieur Fabrio, l'interrogea-t-elle, êtes-vous avec moi ? Vous avez besoin de vous allonger quelques instants ? » Jean fit non de la tête.

Elle se pencha doucement vers son patient, toujours livide. « Je sais que c'est beaucoup à encaisser. C'est normal d'avoir peur. C'est un gros changement. »

Elle marqua un silence et prit place sur la chaise vide à côté de lui, le temps qu'il reprenne ses esprits, pour s'assurer qu'il ne tourne pas de l'œil.

« La sclérose en plaques est une maladie complexe, mais il existe des traitements qui peuvent aider à gérer les symptômes et à ralentir sa progression », ajouta-t-elle avec douceur.

Jean commençait à revenir à lui et leva les yeux vers elle. Elle continua, expliquant avec soin les différentes options thérapeutiques, les avancées récentes de la recherche et l'importance cruciale de la prise en charge précoce. « Nous avons des médicaments qui peuvent vraiment faire la différence, Jean. Je sais que cela semble insurmontable maintenant, mais vous n'êtes pas seul dans ce combat. Nous allons travailler ensemble, étape par étape. »

Une légère lueur d'espoir le fit se redresser sur sa chaise. La neurologue lui tendit un dossier contenant des informations détaillées sur la maladie et les recommandations médicales. « Prenez le temps de lire cela. Nous ajusterons les traitements en fonction de votre réponse et de ce dont vous aurez besoin. On refait le point très vite, et si vous avez des questions, n'hésitez pas à appeler mon cabinet. On est une équipe à partir de maintenant et je ne vais pas vous laisser affronter cela seul. »

Jean hocha lentement la tête. « Merci, docteur. Je vais déjà devoir annoncer ça à Annie. » Sa voix tremblait légèrement. « Elle va être dévastée… Mais je vais me battre. Je ne peux pas la laisser toute seule. »

En quittant le cabinet, dossier et brochures en main, Jean effaça une larme. Le combat le plus important de sa vie était sur le point de commencer.

Le soupir d'impatience que Denise laissa échapper dans la salle d'attente en regardant sa montre pour la cinquième fois provoqua l'agacement de Stéphanie qui se tourna vers elle.

« C'est bon, Maman, la gynéco est en retard, mais arrête de râler, ça sera bientôt à nous. »

« Je ne sais toujours pas pourquoi tu as absolument voulu que je vienne avec toi, tu as quand même 23 ans, tu es grande, tu n'as plus besoin que ta mère t'accompagne partout... » répondit-elle d'un air mécontent.

« Ça ne t'intéresse pas de t'informer sur ce que j'ai ? Tu dis que je me plains sans raison depuis des années, mais le médecin pense qu'il y a vraiment quelque chose et on va avoir les résultats de mon IRM. C'est quand même important, non ? » répliqua la jeune femme.

La gynécologue entra dans la pièce et les invita à la suivre avant que Denise n'ait le temps d'ajouter quoi que ce soit.

Une fois qu'elles furent assises, le médecin alla droit au but et confirma en quelques minutes ce que Stéphanie pensait depuis de nombreuses années mais n'avait jusqu'ici pas réussi à prouver. Elle souffrait bien d'endométriose.

D'un air triomphant, elle se tourna vers sa mère et l'apostropha : « Tu as vu, je te l'avais dit ! Tu me crois maintenant ? »

Denise leva les yeux au ciel en silence sous le regard surpris du médecin qui lui demanda si elle avait des questions :

« Non », dit-elle du bout des lèvres.

« C'est tout ? On t'annonce que j'ai une maladie, que je ne fais pas semblant alors que tu m'accuses d'exagérer depuis des années, et tu n'as rien à répondre ? » fulmina sa fille.

Mal à l'aise, la gynécologue restait, elle, silencieuse.

« Qu'est-ce que tu veux que je te dise ? » rétorqua Denise.

« Que tu es désolée, suggéra vivement Stéphanie. Que tu aurais dû m'écouter, que maintenant tu vas être là pour moi », ajouta-t-elle, amère.

« Parce que, toi, tu as été là pendant mon cancer peut-être ? »

Les mots de la quinquagénaire sifflèrent comme un coup de fouet dans l'air.

Stéphanie et le médecin se figèrent.

« Tu te plains depuis des années, alors que j'ai eu bien pire que toi, que j'ai souffert bien plus que toi, et que moi j'ai failli mourir. Je veux bien admettre que ce que tu as soit désagréable, mais ça n'est vraiment pas comparable ; donc pardonne-moi si je continue à penser que tu devrais t'endurcir. Maintenant, si vous avez fini, je crois que je ne suis pas très utile ici et j'ai d'autres rendez-vous qui m'attendent, avec tout le retard que la consultation a pris. Au revoir docteur et désolée pour cette perte de temps. Stéphanie, on se voit ce soir. »

Denise s'était levée avant d'avoir terminé sa phrase et referma la porte sur un silence de plomb.

Les brusques sanglots de la jeune femme sortirent le médecin de sa stupeur. Rarement elle avait été témoin d'une telle réaction.

Prenant son temps, elle consola de son mieux Stéphanie, profondément blessée par le comportement de sa mère, puis reprit avec elle les éléments de son diagnostic.

« Quoi qu'en pense votre maman, moi je vous crois. Vous avez réellement mal, vous n'êtes absolument pas faible, ni trop sensible et il est bien normal que vous exprimiez votre douleur quand elle survient ! » Ces mots firent un bien fou à sa patiente.

Ensemble, elles mirent sur pied un plan de traitement ainsi qu'un vrai accompagnement qui serait le premier pas vers un quotidien plus supportable pour Stéphanie.

Lorsque ma rhumatologue a confirmé que mon hypothèse était la bonne, j'ai fait partie des patients qui éprouvent un profond soulagement. J'en étais arrivée à douter de tout ce que je ressentais et avoir une confirmation était le signe que je n'avais pas tout inventé, et surtout que je n'étais pas « faible », que je ne me cherchais pas d'excuses. Je crois bien que j'ai d'ailleurs dû l'annoncer de manière plutôt enthousiaste à maman par téléphone. Elle était bien plus inquiète que moi. Cela paraît sûrement étrange quand on ne l'a pas vécu, mais j'étais presque heureuse de ce diagnostic. Attention, cela ne signifie pas que j'étais heureuse d'être malade, pas du tout. Mais ce moment marquait la fin de tant d'incompréhensions, de doutes… Je suis quelqu'un qui a beaucoup de mal avec le fait de ne pas savoir, de ne pas contrôler. Avoir le diagnostic, cela signifiait que l'on allait pouvoir mettre en place un plan. Que j'allais passer des heures à lire toute la littérature médicale sur le sujet. Que j'allais trouver d'autres personnes qui partagent les mêmes symptômes. Que j'allais pouvoir avancer. J'étais tellement enthousiaste que je me souviens avoir rappelé mon ancien conjoint, le médecin qui avait été à mes côtés pour une bonne partie de mes grosses crises, juste pour lui dire que j'avais bien quelque chose. J'avais tellement culpabilisé d'annuler si régulièrement nos plans parce que j'étais fatiguée, parce que j'avais mal… Je voulais qu'il sache que ce n'était pas ma faute.

Et c'est une fois que j'ai eu raccroché que j'ai fondu en larmes. Être soulagée n'empêche pas d'être profondément triste. Mais la joie est passée avant. Il était temps de réfléchir à mon plan.

J'ai volontairement rédigé le paragraphe précédent avec les mots de celle que j'étais à cette époque. Aujourd'hui je ne peux que la regarder avec tendresse. Ces quelques lignes étaient mon mécanisme de protection le plus puissant. Pour être honnête, je pense qu'une partie de moi refusait, non pas le diagnostic, mais de montrer à mes proches ces premières larmes. J'avais ressenti le besoin de me justifier auprès de cet ancien compagnon parce que je faisais porter – bien à tort – une partie de l'échec de notre relation sur mon incapacité à être à 100 % chaque jour, sur ce que la personne que j'étais, fiable jusqu'à en crever, disciplinée comme à l'armée, n'avait pas réussi à accepter : j'avais perçu ma douleur comme un échec, je m'étais vue échouer contre ma volonté, sans rien pouvoir y faire. Je m'étais noyée dans un océan de culpabilité et ce diagnostic avait d'abord été la bouée qui m'avait permis de dire, à lui comme à moi – surtout à moi : ce n'était pas ton échec. Tu n'étais pas responsable.

Et derrière cela, une autre réaction, plus viscérale. Je n'ai pas eu le courage, pendant des années, de dire la vérité à propos de ce que je ressentais vraiment, pas même à ma famille. J'ai effectivement été soulagée de ce diagnostic. Indéniablement. Mais j'étais surtout terrorisée. Et persuadée d'une chose, une phrase que je me répétais en boucle : « Si tu paniques, tout le monde panique. » J'étais bien incapable de comprendre ce qui se cachait derrière à l'époque. Mais si moi, l'interne en médecine, celle sur qui tout le monde a toujours pu compter, celle qui a toujours eu des solutions à tout, si moi j'admettais que j'avais peur, que je n'étais pas une super-héroïne – cela semble prétentieux, mais quand on se construit avec l'image du devoir ancré en soi, être « simplement » humain est perçu chez l'autre comme doux, évident, mais chez soi comme une faiblesse –, bref, si moi j'acceptais tout cela, alors j'allais provoquer une réaction en chaîne. Si je montrais un doute, si je vacillais, la confiance des autres s'effriterait et, en miroir, la mienne. C'était évidemment complètement faux, mais j'étais trop jeune, pas assez sûre de moi, je ne me connaissais pas encore assez à ce moment pour assumer que je pouvais me reposer sur d'autres que moi. Syndrome de la grande sœur, de la bonne élève, engagement familial, traumas d'enfance, appelez cela comme vous le voudrez. Et pourtant, j'étais tellement bien entourée. Par une mère en particulier, qui aurait été dévastée de réaliser que je pouvais penser ainsi. Pendant des années, je suis restée silencieuse. Murée dans ma crainte de ne plus rien avoir à quoi me raccrocher si je lisais de l'inquiétude et non de la confiance dans le regard de mes proches. Alors j'ai fait ce que je faisais le mieux : j'ai pris sur moi. J'ai souri. J'ai expliqué. Rassuré. Répondu à chaque question de mon entourage. Et j'ai mis des années à accepter de laisser paraître, deviner à ceux que j'aimais les fissures de cette confiance qui avait tant semblé inébranlable. Ce diagnostic a pour moi été le début d'un long chemin. Contre la douleur bien sûr, mais surtout, vers moi.

4

Après le choc

Tout le monde ne réagit pas de la même manière à l'annonce d'une mauvaise nouvelle. Que ce soit à l'instant T du diagnostic ou dans les semaines qui suivent. Un choc reste un choc, même si nous le digérons tous différemment.

J'ai clos le chapitre précédent en vous parlant du plan que je m'apprêtais à échafauder en sortant du cabinet de ma rhumatologue. C'est une façon de se protéger assez répandue : on appelle cela un « mécanisme d'adaptation ». Chez moi, il consistait – inconsciemment bien sûr – à trouver tous les moyens possibles pour avoir l'impression de garder le contrôle sur les événements. J'ai cherché toutes les informations existantes, épluché la littérature médicale. Je suis devenue incollable en statistiques. À cette époque, si vous me parliez de la spondylarthrite, je vous donnais toutes les explications cliniques. La maladie auto-immune qui attaque les hanches, mais touche aussi – dans la forme qui me concerne – d'autres articulations. L'inflammation quasi constante, à bas bruit mais qui fait flamber chaque centimètre de corps qui a ne serait-ce qu'un peu forcé, un jour. Une interrogation ? Je vous répondais en pourcentage. Risque des traitements, des complications, évolution… Une encyclopédie. Analytique.

Il y avait un sens à tout. Je ne ressentais pas vraiment les émotions, je les expliquais. Je disséquais chacune de mes humeurs, m'observais à la loupe comme j'aurais pu examiner un patient. J'étais devenu mon propre rat de laboratoire.

Cette manière de fonctionner n'a pas choqué mes proches outre mesure. Je pense que c'était même plutôt rassurant, dans un sens. J'accompagnais ma famille dans l'annonce, dans l'après, comme je l'aurais fait en tant que médecin. J'étais calme, rationnelle. Lorsque tout le monde va dans le même sens, cela facilite la transition.

Le problème est que c'est peu souvent le cas.

Lorsque Patrick a été diagnostiqué avec un cancer du pancréas avancé, il avait 54 ans. Il avait fallu des mois pour trouver l'origine de ses douleurs abdominales fluctuantes. Le pronostic était assez sombre. Il avait été assommé par la nouvelle, bien logiquement. Son épouse, elle, avait pris un chemin très différent. Très pieuse, énergique, cette petite femme souriante d'origine britannique avait remis le destin de son époux entre les mains de Dieu à la seconde où elle avait compris la gravité de la pathologie. Il allait, disait-elle, le sauver, faisant de lui l'un des survivants de ce crabe vorace. Patrick n'avait pas réagi. La sidération qui l'avait enveloppé tout entier mit plusieurs jours à se dissiper. Margaret redoublait de vivacité à chaque instant pour tenter de devancer ses moindres besoins. Et un matin, alors qu'elle s'apprêtait à sortir pour aller à l'église, il lâcha nonchalamment : « Je ne sais pas pourquoi tu fais tout ça, tes prières. Je vais bien. » Elle avait levé des yeux interrogatifs vers lui. Il continua : « Ils se sont trompés, je pense que j'avais juste un problème de digestion. Je me sens beaucoup mieux. Arrête de t'inquiéter pour rien. » Les yeux de son épouse s'écarquillèrent de surprise et de panique. Elle eut beau lui répéter ce que les médecins avaient dit, ressortir et lui montrer ce que son dossier expliquait noir sur blanc, Patrick en était certain. Il n'avait rien. Pourquoi dans ce cas irait-il à l'hôpital ? À quoi serviraient ces traitements ? Il n'en avait pas besoin ! Patience, menaces, prières, chantage, rien ne put le convaincre. Margaret essaya tout ce qui lui passait par la tête. Elle appela l'oncologue de son mari, rongée d'inquiétude. Mais que faire s'il ne souhaitait plus y retourner ? Il refusait même de lui parler au téléphone. Et plus son épouse insistait, plus Patrick s'énervait. Bientôt ses journées n'étaient plus que ronchonnements et insultes, tantôt envers les professionnels incompétents qui avaient mis ces idées dans la tête de sa femme, tantôt directement envers elle et son envie de sauver le monde.

Il peut être extrêmement difficile de comprendre son proche après un choc. Patients comme aidants tombent parfois dans le déni, la fuite, la revendication... La clé réside dans l'accompagnement, l'écoute et l'absence de jugement l'un envers l'autre.

Il est rare de ne connaître qu'un seul état après une annonce difficile. Souvent on oscille, on fluctue, on passe de l'un à l'autre. C'est ce qu'a vécu Véronique à la suite de son diagnostic de polyarthrite rhumatoïde. Il n'avait pas été une surprise, ses années d'errance l'avaient poussée à effectuer des recherches de son côté. C'est l'aspect « incurable » qui avait été compliqué à entendre pour elle. Elle s'attendait, après tant de souffrances, à ce que son médecin ait une solution, des pistes de prise en charge pour la soulager, mais il n'y avait pas de traitement curatif en vue, juste ce qu'elle considérait comme des pansements sur une plaie par balle. La liste des médicaments pour tenter de calmer ses symptômes était longue comme un bras, tous avec de possibles effets secondaires. Une maladie incurable à 40 ans : prends ça dans la gueule, ma belle. Quelle injustice ! Pourquoi est-ce que cela tombait sur elle qui avait toujours eu une hygiène de vie assez irréprochable ? Des années qu'elle regardait ses proches s'empiffrer de sucreries, de fromages alors qu'elle mangeait fruits et légumes comme recommandé. Pas d'alcool. Pas de gluten. Et qui était malade ? Elle. Lorsqu'elle y pensait, sa gorge se serrait de colère. Souvent, quand elle se sentait envahie, elle sortait se changer les idées en courant quelques tours de pâté de maisons. Parfois en marchant, sa maladie ayant le dernier mot sur son niveau d'activité. Et lorsque les endorphines du sport l'envahissaient, elle se laissait rêver. Peut-être pouvait-elle se battre, faire encore mieux ? Encore plus sain, encore moins de stress ? De la méditation peut-être ? Elle était forte, elle avait tenu jusqu'ici après tout, non ? Alors elle le gagnerait ce combat.

Lorsqu'elle rendait visite à sa mère, elle avait du mal à vraiment lui parler de ce qu'elle était en train de traverser. Après tout, celle-ci était en pleine chimiothérapie pour un cancer agressif. Non seulement elle n'allait pas l'inquiéter, mais après tout, elle avait de la chance que sa maladie ne soit pas mortelle. Juste douloureuse. Et fatigante. Épuisante même. Oui, mais on n'en meurt pas. Ce n'est pas si grave, donc. De quoi se plaignait-elle ? Elle se sentait coupable. Cela pourrait être pire. « Répète-le-toi. »

Certains jours étaient plus difficiles que d'autres. La polyarthrite l'empêchait de dormir, les douleurs l'attaquaient de partout. Impossible de se concentrer sur autre chose. Elle n'était qu'un zombie rouillé qui tentait de traverser un brouillard mental intense. Dans ces moments, la résignation s'emparait de sa carcasse si dure à mouvoir. Elle vivrait ainsi jusqu'au bout. Mais combien de temps encore supporter cela ? Et à quoi ressemblera son futur ? Pourra-t-elle suivre son enfant lorsqu'il grandira, vivace, rapide ? Quand il sera adolescent et voudra sauter de cours de judo en match de foot ? Sera-t-elle là pour lui ? Combien de temps encore tiendra-t-elle à son travail si les douleurs ne se calment pas ? Quel avenir auront-ils si elle doit terminer invalide ? Les jours où ces pensées l'envahissent ressemblent aux plateaux des montagnes sur lesquels déferlent soudainement les nuages noirs d'un orage explosif. Chaque douleur, chaque interrogation sont autant d'éclairs qui lacèrent le paysage, qui blessent la chair.

Que l'on intellectualise, s'empêche de ressentir, que l'on s'enfonce dans le déni, que l'on fuie, que l'on se batte, que l'on se résigne et parfois tout cela à la fois, il arrive un moment où, qu'on le veuille ou non, tout explose. Et gare à ceux qui seront aux alentours à cet instant.

5

La colère

Demain, c'est le grand jour. Julie se marie. Cela fait des mois qu'elle prépare la cérémonie avec Matthieu, son amoureux depuis neuf ans. Ce mariage, c'est son rêve de petite fille. Elle avait passé une partie de son enfance à dessiner sa robe idéale, à se déguiser avec les jupes blanches de sa maman. À l'adolescence, tout le déroulement de la célébration était déjà prêt, rédigé soigneusement dans son journal intime. Il ne manquait plus que le fiancé. Matthieu était arrivé lorsqu'elle ne s'y attendait pas, un soir d'été à 26 ans, alors qu'elle dansait avec des amies sur une plage de Thaïlande. Le coup de foudre avait été immédiat. Le jeune homme avait peut-être rencontré sa future épouse à l'autre bout de la planète mais ils vivaient en réalité à quelques centaines de kilomètres et il ne lui avait pas fallu plus d'un mois pour tout quitter et la rejoindre. Leurs débuts ensemble avaient été remplis d'aventures. Et un jour, Julie fut terrassée par une crise. Sa première. Une algie vasculaire de la face. L'une des pires douleurs qui ait le malheur d'exister. Matthieu n'avait jamais quitté son chevet. À chaque épisode, il avait été là. Il était ce qui la retenait de vouloir en finir, parfois. En se couchant ce soir-là, la jeune femme parcourut du regard les lignes du visage assoupi de son compagnon. Sa poitrine aurait pu exploser de joie. Demain, elle l'épouserait.

Il était quatre heures du matin quand elle fut réveillée en sursaut par la sensation trop bien connue qu'une lame de fer rouge venait de transpercer son œil droit. Un cri rauque de douleur et de désespoir arracha Julie de son sommeil, tandis que la jeune femme se leva d'un bond, frappant son visage de son poing de toutes ses forces, encore et encore. Un torrent de larmes dévalait ses joues, la douleur s'entremêlait à la détresse, pourquoi ce soir, pourquoi maintenant, pourquoi à nouveau ; mais que cela s'arrête ! La lame s'enfonçait toujours plus, elle voulait arracher cet œil, elle aurait pu le faire avec ses ongles si Matthieu n'était pas arrivé avec l'oxygène et la seringue. Julie s'agrippa de toutes ses forces au masque posé sur son visage et tenta d'inspirer aussi fort que sa douleur le lui permettait, tandis que son fiancé, l'asseyant sur le lit, prépara sa cuisse pour la piqûre avant d'enfoncer le stylo injecteur d'un geste habitué dans la chair. Julie frissonna, des gouttes de sueurs parcouraient son dos. Penchée en avant, elle attendait désespérément que le traitement commence son effet. Son corps ne tarda pas à se mettre à trembler d'épuisement. Matthieu la couvrit doucement d'une veste en polaire et la prit dans ses bras. Quelques minutes plus tard, il sentit contre sa poitrine les muscles de sa fiancée commencer à se détendre. La crise était en train de céder.

D'un coup, des secousses ébranlèrent à nouveau le corps de Julie. Elle pleurait. Sa maladie l'avait laissée tranquille depuis quelques mois. Cela faisait plus d'un an que toute l'équipe soignante avait tenté de trouver le bon traitement de fond, les dosages efficaces pour soulager la jeune femme de ses douleurs atroces. On ne surnomme pas l'algie vasculaire de la face « maladie du suicide » pour rien. Et il fallait qu'elle revienne juste avant sa cérémonie de mariage. Julie le savait, elle ferait sûrement une seconde crise d'ici quelques heures. Au moment où elle aurait dû s'avancer vers l'autel.

Elle avait envie de hurler. La douleur était toute autre. C'était celle d'une colère profonde, brûlante, qu'elle n'avait même plus la force d'expulser. Alors à défaut de crier la haine de son corps qui lui infligeait de vivre dans ces conditions, elle laissa dégouliner sa rage sur son visage tuméfié sans un mot. Matthieu essaya de la réconforter de son mieux, mais il se sentait tellement impuissant devant le corps tremblant et au-delà de l'épuisement de celle qu'il aimait tant mais qu'il n'arrivait pas à aider malgré tous ses efforts. Il aurait tant voulu pouvoir s'emparer ne serait-ce que d'un morceau de sa douleur, ou même l'emporter tout entière. Partager ce qu'elle vivait. Porter ce fardeau qui était à elle depuis bien trop longtemps. Lui aussi fulminait devant l'injustice de cette maladie, devant ce qu'elle infligeait à Julie. Il savait qu'elle se sentait coupable, que la cérémonie allait certainement devoir être reportée, comme tant d'autres événements avant elle. Il était furieux que sa femme soit à la merci de son corps. Mais jamais il n'avait été en colère de ne pas avoir la vie qu'il avait imaginée avec elle. Peu importe l'endroit, les conditions, ils seraient ensemble, envers et contre tout. Même l'algie vasculaire de la face.

Avoir un partenaire qui reste à ses côtés coûte que coûte, ce n'était malheureusement pas une expérience qu'avait pu vivre Aglaé. Son mari l'avait quittée quelques mois après le début de son traitement contre le cancer. Trop lourd pour lui. Depuis, l'ancienne infirmière de 48 ans vivait avec sa fille de 16 ans qu'elle avait en garde alternée. Elle n'avait pas réussi à reprendre le travail et était en arrêt depuis deux ans maintenant. Pour l'hyperactive qu'elle était, ce fut un coup très dur. Peut-être plus que le diagnostic en lui-même. Lorsque quelqu'un lui demandait quel type de cancer elle avait, elle répondait toujours avec la même blague : un cancer des ris de veau. Elle aimait lire l'interrogation sur le visage de son interlocuteur. Quelques secondes pendant lesquelles il se demandait si elle avait enfin perdu la tête après tout ce qu'elle avait traversé ? Mais non, reprenait-elle rapidement. Pas d'inquiétude. Chez l'humain, on appelle ce minuscule organe le « thymus ». Le cancer en lui-même était compliqué, mais ce n'était pas ce qui empoisonnait la vie de la maman de Jade. Ce qu'elle vivait comme une peine à perpétuité, qui la maintenait prisonnière d'un quotidien lent, étriqué et douloureux, était la conséquence des opérations qu'elle avait dû subir. Une en particulier, au nom barbare – il y en a beaucoup en oncologie. Un hémi-clamshell : une incision qui commence sous un sein et remonte le long du sternum. Elle implique de fracturer cet os pour avoir accès aux organes qui sont en dessous. Elle en avait gardé deux séquelles qui ne la quitteraient jamais et faisaient de sa vie un enfer. Une pseudarthrose au niveau de la cicatrisation de la fracture et une douleur neuropathique à la suite d'une atteinte des nerfs qui circulent entre les côtes. Chacune de ces complications causait sa propre souffrance, indépendante l'une de l'autre. Toutes deux insupportables.

La douleur sternale lui coupait le souffle. Elle lui donnait l'impression d'une main de fer agrippant puis arrachant son torse d'un coup sec, le laissant béant. Il suffisait d'un rien pour la provoquer. Porter son chat pour l'embrasser. S'approcher d'une enceinte lors d'un concert et sentir les vibrations de la musique. Être caressée par une bourrasque un peu trop fraîche. Parfois, vivre était assez. Ou trop. Lorsque la crise arrivait, Aglaé avait quelques dizaines de minutes pour tout tenter avant de devoir attraper la boîte de morphine. Douches froides puis chaudes, compresses... Bien trop souvent, rien n'y faisait et elle se retrouvait hurlant d'impuissance et de supplice, enchaînant les comprimés jusqu'à ressentir enfin ce soulagement tant attendu. Ce déclic. Cet instant où la paix revient.

La douleur neuropathique, elle, s'élançait dans son bras gauche. La même sensation que d'enfoncer la main jusqu'à l'épaule dans une broyeuse. Elle résistait, encore et encore, car elle savait que le traitement – des neuroleptiques – la laisserait dans le coaltar pour quarante-huit heures ensuite. Et il fallait bien qu'elle s'occupe de Jade. Malheureusement, bien souvent, son bourreau remportait la victoire mentale et, de guerre lasse, Aglaé acceptait de prendre ses comprimés et de sombrer dans un demi-coma réconfortant.

La colère, elle connaissait. La culpabilité aussi.

Élever une adolescente dans un quotidien entrecoupé de tellement de souffrance était si compliqué.

Jade faisait de son mieux pour soutenir sa maman mais réclamait aussi, comme toutes les jeunes filles de son âge, de l'attention. Et qu'il était difficile de lui en accorder lorsqu'elle avait si mal. Combien de fois lui en avait-elle voulu de la déranger alors qu'elle était enfermée dans le noir, espérant désespérément que la crise ne se tasse. Combien de fois l'avait-elle envoyée balader ou avait-elle crié, alors qu'elle s'était assise brutalement sur le bord de son lit pour lui raconter son dernier rendez-vous avec un potentiel petit ami. Combien de fois l'avait-elle regretté devant son regard plein de larmes et d'incompréhension. Combien de fois avait-elle pleuré en silence dans son lit après avoir entendu Jade suggérer que vivre avec son père serait tellement mieux, car lui au moins s'intéressait à sa vie. La solitude la rongeait mais elle ne supportait personne quand elle souffrait. Quelle ironie, de survivre à ce cancer pour se retrouver prisonnière à jamais de ce corps ! Elle avait tellement craint pour sa vie… Aujourd'hui elle avait peur de continuer à vivre.

6

Un corps étranger

Il arrive que certains moments provoquent en nous une réaction viscérale. L'art a ce don de faire jaillir les prises de conscience lorsque l'on s'y attend le moins. C'est ce qui était arrivé à Irina alors qu'elle était dans une salle de cinéma il y a quelques années. Elle souffrait d'un lupus depuis dix ans et avait profité d'un moment d'accalmie pour s'aventurer seule hors de chez elle et voir le nouveau film de l'un de ses acteurs préférés, Jean Dujardin. Il s'agissait de l'adaptation du livre de Sylvain Tesson, *Sur les chemins noirs*. Dans cette histoire, Pierre, le personnage principal, décide de traverser la France à pied après avoir survécu à un grave accident. Les premières minutes défilent, Irina savoure ce moment qui n'appartient qu'à elle. L'acteur, aidé de bâtons de marche, descend ou plutôt dévale une pente d'éboulis et de gravillons. Ses pas sont maladroits, la roche coule comme de l'eau et l'entraîne dans son sillage. La jeune femme se crispe. Pourvu qu'il ne chute pas. Quelques instants plus tard, elle se figera dans son fauteuil. Le paysage a changé : Jean Dujardin apparaît chancelant, traînant péniblement sa jambe droite sur une montée d'asphalte. La douleur se lit sur son visage déformé par une grimace. Irina agrippe son accoudoir. Les bâtons qui lui servaient quelques instants auparavant à randonner habilement se sont mués en cannes supportant le poids d'un corps meurtri qui n'avance plus que lourdement. La tension est palpable. Sa frustration traverse l'écran et saisit la jeune femme aux tripes. L'arrivée d'un groupe de cyclistes derrière Pierre la fait sursauter. Un « bon courage ! » lancé innocemment par l'un des hommes s'envole dans le coup de vent de leur passage. Ont-ils pitié ? C'est l'explosion. Les béquilles atterrissent sur le bas-côté dans un flot de jurons. Irina ne connaît que trop bien cette sensation. Celle d'un corps qui n'obéit pas, que l'on ne reconnaît plus. Qui est à nous sans être nous. Ce combat acharné pour en reprendre la maîtrise. La frustration immense de voir d'autres faire tant, mieux, plus vite, alors que la douleur l'emprisonne dans un quotidien de lenteur. Son corps lui appartient-il encore vraiment ? Est-il une enveloppe qui a fait d'elle sa prisonnière à perpétuité ? Sa vie ne sera-t-elle décidément qu'un combat pour grappiller quelques morceaux de ce que le lupus lui a volé ? Elle refusait de l'accepter et pourtant la réalité ne cessait de se rappeler à elle. Sa faiblesse narguait l'ancienne hyperactive pour qui une journée de travail comme elle en avait tant connues était aujourd'hui hors de portée. Ses articulations qui étaient censées n'avoir que 30 ans en semblaient régulièrement 90. Toute la volonté du monde ne suffirait pas à reprendre le terrain qui avait été perdu au combat. Mais ce matin-là, dans cette salle quasiment vide, comme le sont souvent les cinémas en milieu de journée, la détresse de Pierre, sa frustration, son impuissance avaient éveillé en elle un sursaut de vie.

Sa vue se brouilla. La scène était passée depuis longtemps mais elle était restée sur le bord de cette route. Prête à reprendre la sienne.

Ce glissement, cette sensation que le contrôle de notre corps passe subrepticement dans les mains d'un autre – mais qui ? –, Alexandre n'en était que trop familier. Les derniers mois s'étaient écoulés dans une sorte de brouillard et peu à peu, centimètre par centimètre, il sentait que sa volonté perdait du terrain face à cette entité devenue distincte et décidée à ne se comporter que de la manière dont elle l'entendait. Quel étrange sentiment que de se percevoir en train de vivre. Vu d'en haut. Vu d'ailleurs. Mais d'où ? Et pouvait-il vraiment appeler le peu que son enveloppe charnelle réalisait chaque jour « vivre » ? Il voulait se lever et profiter de son épouse, mais un véto comateux lui était opposé presque chaque matin. Il était décidé qu'il ne pourrait s'extraire de cette fatigue si lourde qu'elle pressait son corps contre le matelas. Était-ce la gravité qui le possédait et s'acharnait contre lui ? Lorsqu'il parvenait à s'arracher à ses draps, sa lenteur l'affligeait. Ou était-ce le monde autour de lui qui se pressait ? Il n'aurait su le dire. Son regard se perdait au loin, d'où il ne réussissait à saisir que les formes floues des corps des autres, filant à unc vitesse qui lui semblait supersonique. Le soleil avait changé, lui aussi. Lorsque le propriétaire de son enveloppe l'avait autorisé à sortir pour la première fois depuis sa prise de pouvoir, il avait été frappé par la froideur des rayons sur sa peau. Tout ce qui l'avait réchauffé hier le laissait indifférent aujourd'hui. Le bleu du ciel semblait sale, gris. Les regards de ses proches – le peu qu'il croisait encore, car sa prise d'otage avait visiblement éloigné nombre de ceux avec qui il passait autrefois du temps – étaient devenus sombres. Parfois humides. Sans émotions. Peut-être son parasite l'empêchait-il de les percevoir ? Impossible à savoir. Peu à peu ses pupilles s'étaient couvertes d'un voile de la couleur d'un trottoir parisien. Aux lunettes roses de l'amour, son étranger intérieur avait préféré la noirceur. Il en avait vu des médecins pour se débarrasser de lui. S'était senti comme un cobaye, entouré de plusieurs blouses blanches à l'air concentré. Ou consterné ? Il n'aurait pas su le dire. Sa bête était mauvaise pour deviner les émotions des autres. Elles ne l'intéressaient pas. Il avait pris, dans un effort qui lui avait paru surhumain – mais l'était-il encore vraiment, humain ? –, les cachets prescrits. L'animal avait été anesthésié momentanément, mais lui aussi. Un K.O. de groupe, était-ce une victoire ? Au moins partageait-il encore son enveloppe à égalité avec le monstre. Alexandre se raccrochait à cette idée. Il était arrivé une fois que ses assauts l'emportent. Lorsqu'il s'était retrouvé en minorité, l'ampleur du désespoir qui l'avait envahi l'avait conduit au bord de sa fenêtre. « Saute ! », avait susurré son ombre. Elle me donne un ordre, avait-il tressailli. J'ai donc encore la main sur mon destin. Ce plongeon manqué avait redonné une lueur d'espoir faiblement colorée au jeune homme qui se prenait à rêver qu'un jour il serait de nouveau seul maître à bord.

Comment faire comprendre à l'immense majorité, qui ne s'est même jamais posé la question, qu'il peut arriver que même des gestes extrêmement simples ne le soient que pour eux ? J'ai souvenir d'avoir écouté une émission où un expert utilisait le fait de se laver les dents pour expliquer le concept d'habitude. Il disait : « Le brossage de dents est un automatisme, vous n'y pensez pas. » Mais si. Nous sommes beaucoup à devoir y penser. Et à nous interroger : sera-t-il possible aujourd'hui ? Une main pleine d'arthrite acceptera-t-elle de se refermer sur la brosse sans faire hurler sa propriétaire ce matin ? Un esprit TDAH[1] sera-t-il en fin de journée apte à simplement s'en rappeler ? Ou sera-t-il coincé en état de paralysie exécutive ? Une partie de la population n'a pas le contrôle de son corps chaque jour. On apprend à fonctionner avec. À lui parler. À le convaincre.

Mais c'est bien souvent le regard des autres sur cette désobéissance qui semble n'être qu'un caprice qui est le plus douloureux. Alors que si caprice elle devait être, elle serait dans ce cas celui de l'univers, du hasard, de Dieu ou de toute autre entité que vous jugerez responsable selon vos croyances.

Comment expliquer à une personne que j'aime que mon corps ne m'obéit pas ? Comment raconter la prise d'otage soudaine qui a lieu lorsqu'une de mes crises survient ? Comment dire, qu'un jour, je puisse vivre normalement, rire, courir, grimper des escaliers et

1. Trouble du déficit de l'attention avec ou sans hyperactivité.

que le lendemain, sans prévenir, la douleur soit telle que franchir les quelques pas et trois marches qui séparent mon canapé de ma salle de bains, dans mon petit studio, me laisse tremblante, secouée de larmes, après quinze minutes d'un effort qui m'a paru interminable tant le poignard qui déchire mes hanches est planté profondément et semble se retourner à chaque mouvement ? Que de voir mon téléphone posé sur la table, à trois mètres – ce lien qui me permettrait d'appeler à l'aide – me donne envie de hurler tant je sais ce qu'il va m'en coûter de tenter de l'approcher ? Mais qu'aucun cri ne sortira, juste des larmes, car toute mon énergie devra se concentrer sur les quelques pas à franchir tant bien que mal. Comment raconter cette épée de Damoclès ? Cette télécommande invisible qui transforme soudainement et par surprise une journée douce en un lendemain de torture ? Comment lui dire que tu peux faire de ton mieux, et croyez-moi, je fais, on fait tous de notre mieux, bien manger, dormir assez, pratiquer un ou plusieurs sports, et que tu ne peux au mieux qu'améliorer les chances, que dis-je, diminuer les risques de crise ? Mais que rien ne sera jamais certain ? Que ce que j'appelle « rémission » est simplement la survenue bien plus rare de ces moments de torture, pas leur absence complète ? Je n'ai jamais su comment le dire, jamais réussi à prononcer ces mots à voix haute. Trop peur que ces quelques phrases ne fassent fuir même les plus téméraires. Alors je l'ai écrit ici, parce que je me suis dit que vous, vous comprendriez.

C'est ce que les médecins ne révèlent pas forcément au moment du diagnostic. Que l'on découvre, que l'on peut haïr avant de réussir à l'aimer à nouveau. Notre corps étranger que l'on réapprend à apprivoiser.

7

La solitude

Christelle avait longtemps pensé que la solitude venait avant tout du fait d'être seule. Elle l'imaginait comme un silence lourd et pesant. Elle n'avait jamais vraiment eu l'occasion d'y réfléchir, après tout, pourquoi en aurait-elle eu besoin ? Ce n'était qu'un concept éloigné de sa vie bien remplie, bruissant de rires et d'énergie. Et pourtant.

La solitude la gifla soudainement et ne la quitta plus jamais vraiment. Elle l'avait sentie s'incruster chaque jour un peu plus, au fur et à mesure que progressait la fibromyalgie dans sa chair meurtrie. Elle n'avait jamais été malade et était jusqu'ici celle qui prenait soin des autres lors de leurs instants de faiblesse.

Quelle n'avait pas été pas sa surprise lorsqu'elle avait découvert brutalement qu'« être seule » et « se sentir seule » n'étaient pas deux formulations différentes d'une même réalité, mais au contraire deux circonstances particulièrement distinctes. Lorsqu'elle comprit que la solitude n'était pas l'absence d'une présence à ses côtés, mais surtout de la compréhension de ce qu'elle subissait maintenant. Une cloison invisible mais épaisse. Un abîme de méconnaissance qu'aucun de ses proches n'avait réellement essayé de traverser.

Durant les premières années de sa maladie, Christelle avait vu évoluer les regards de ceux qui l'entouraient. Les yeux débordants d'inquiétude s'étaient peu à peu emplis de doute, puis d'indifférence, voire d'incrédulité ou d'agacement. Sa douleur l'empêchait de prendre soin de tous comme elle en avait toujours eu l'habitude et, autour d'elle, cette nouvelle ne faisait pas l'unanimité. Pire, on ne la croyait plus vraiment. Elle avait abandonné son rôle dans la famille du jour au lendemain et était jugée seule responsable.

Les haussements de sourcils de nombre de ses médecins sceptiques n'avaient fait qu'accélérer la transition. Elle qui avait toujours été présente pour les autres avait maintenant l'impression de devoir lutter seule.

Sa douleur était invisible pour les autres. Et on se chargeait de le lui rappeler.

« Quoi ? Tu as encore mal ? » s'étonnait-on régulièrement dans son entourage. « Tu as l'air bien pourtant, tu es sûre que tu n'en rajoutes pas un peu ? » Ces petites phrases blessantes l'avaient poussée à taire ce qu'elle ressentait. Elle s'était fabriqué un masque qui ne cédait que dans des crises terribles. Christelle était devenue un maître de l'illusion. Et ses proches avaient presque fini par oublier sa maladie. Pour eux, la vie continuait. Que son quotidien à elle ne soit que survie face à l'agression constante de sa fibromyalgie ne leur effleurait pas l'esprit. Il en était de même au travail. Elle avait bien tenté d'en parler, mais son masque d'impassibilité rendait sa douleur incompréhensible. Parents, enfants, conjoint, collègues… Christelle était très bien entourée – sur le papier. Elle ne s'était pourtant jamais sentie aussi seule.

Olivier, lui, appréciait vraiment la solitude. Elle avait quelque chose de réconfortant. Elle était la garantie qu'il pouvait être lui-même, sans jugements, sans questions. Il s'autorisait à vocaliser sa douleur. À grimacer. À soupirer. À pleurer parfois.

Elle était un soulagement… Extrêmement sportif, passionné de compétitions qui avaient occupé chaque jour, chaque année précédant son diagnostic, le jeune homme avait en cinq ans enchaîné les marathons, triathlons, swimruns et engloutissait les kilomètres sans pause, qu'ils soient d'asphalte, de terre ou de mer. Toute son identité avait volé en éclats lorsqu'il avait appris souffrir d'une sclérose en plaques. Il n'avait pas supporté le regard plein de compassion de sa compagne qu'il avait perçu comme de la pitié. Son couple n'y résista pas. Il avait passé sa vie à se battre pour être le premier, en avait fait son obsession, sa motivation, sa raison de vivre. L'idée de décevoir les autres, de ne pas être à la hauteur le hantait. La culpabilité le prenait à la gorge chaque fois qu'il n'arrivait pas à honorer un simple rendez-vous ou même une sortie prévue avec des amis, de la famille. Plutôt que de subir ce qu'il percevait comme une cuisante humiliation encore et encore, il préférait s'enfermer dans un coffre-fort de solitude. Impénétrable. Des mois s'écoulèrent sans un bruit. Son téléphone, en mode silencieux, avait fini par arrêter doucement de vibrer. Au fond de lui, Olivier savait qu'il ne pourrait pas se retrancher éternellement dans la tour d'ivoire qu'était devenu son petit appartement. C'est pourtant dans cet isolement qu'il puisa la force nécessaire pour réapprendre à se connaître. Qui était-il en dehors de la compétition, du sport de haut niveau ? Qu'aimait-il ? Comment imaginait-il son avenir ? Pas à pas, il recréa une identité qui lui était propre. Avec l'aide d'une psychologue, il reconstruisit brique par brique la version d'Oliver qu'il souhaitait être ; son estime de lui, dont la faiblesse rendait le regard de ceux qu'il aimait insupportable. Il réussit à réaliser sa valeur, ce qu'il apportait dans une relation en dehors de ce que sa maladie lui avait retiré.

Sa solitude protégeait Olivier d'une réalité qu'il n'était pas prêt à affronter et lui permettait de trouver en lui les ressources et la force nécessaires pour se replonger dans sa nouvelle vie.

Lorsqu'Émeline avait été diagnostiquée de la maladie de Crohn, Charles ne pensait pas qu'une grande partie de leur route en tant que couple serait solitaire. Tous deux étaient très entourés, soutenus. Les réponses aux symptômes de sa femme étaient arrivées relativement rapidement, ses craintes et questions avaient été écoutées par les soignants. Cependant, au fur et à mesure que les années passaient, un fossé se creusait entre eux et leurs proches. Charles avait appris à comprendre la douleur de son épouse : elle n'avait plus besoin de dire lorsqu'elle se sentait mal. Son visage, les mouvements de son corps, la raideur de ses muscles, Charles les déchiffrait comme les notes d'une partition qu'il connaissait parfaitement. On dit souvent qu'être aimé est avant tout être vu dans toute sa réalité. Et il aimait Émeline de tout son cœur. Le problème, c'est que malgré les efforts de leurs amis et familles, seule une immense proximité permettait de s'apprendre ainsi l'un l'autre. Et bien souvent, l'incompréhension se mettait en travers de leur route. Pourquoi ne pouvait-elle pas venir à l'anniversaire de son dernier neveu ? Un petit effort pour cette fois serait-il possible ?

La jeune femme tentait de se justifier, ce qui horripilait Charles. Il voyait à quel point elle était malheureuse de ne pas pouvoir assister à certains de ces événements, et comme elle détestait peiner sa sœur. Il passerait la soirée à lui remonter le moral, encore une fois. Tout cela parce que personne d'autre ne faisait véritablement l'effort de la comprendre. D'ailleurs, on ne cherchait pas vraiment à savoir ce que lui vivait non plus. Et cela convenait à Charles. Au travail, il avait appris à rester silencieux.

Cela n'avait pas été son premier réflexe, il avait tenté d'en discuter dans les mois suivant le diagnostic d'Émeline, mais devant les questions déplacées, les petites blagues lourdes, les incompréhensions, il avait vite arrêté le partage.

La jeune femme avait réussi à assister à la soirée de fin d'année organisée par l'employeur de son mari, qui avait eu lieu une semaine où la maladie s'était un peu calmée. Tous ses collègues en avaient conclu qu'elle était guérie. Ni Charles ni Émeline n'avaient cherché à les détromper.

Leur solitude s'était construite contre le monde. Ils étaient certes seuls, mais à deux. Était-ce idéal ? Certainement pas. Mais ils avaient bâti ensemble leur relation comme un refuge, une cabane isolée au fond des bois où l'on se réchauffe grâce à la présence de l'autre contre nous, où l'on peut tout se dire, où l'épuisement, les faiblesses, les larmes sont libres d'être exprimés.

Il existe autant de solitudes que de douleurs. Certaines sont contraintes par le manque d'envie ou de capacité de connexion de ceux qui nous entourent. D'autres sont nécessaires, un repli stratégique, un pas de côté qui permet d'apprivoiser une nouvelle réalité. Quelques-unes forment un cocon autour d'âmes unies dans une même lutte. On peut en connaître plusieurs comme ne jamais en goûter la saveur, qu'elle soit douce ou amère. L'important est avant tout d'être capable de prendre conscience de son existence. La solitude n'est pas une fin en soi et, aussi étouffante qu'elle puisse être lorsqu'elle est subie, il est toujours possible de s'en extirper.

8

La peur

Il arrivait assez peu souvent à Marion de parler honnêtement de sa maladie. Ses proches n'osaient pas, eux, lui poser de questions. Il faut dire que la rectocolite hémorragique porte un nom à consonance barbare qui a tendance à faire peur à ceux qui l'entendent pour la première fois. La jeune femme était pudique et sa famille aussi. Le silence les arrangeait tous, plus ou moins. Alors quand sa meilleure amie se décida à lui demander, lors d'une après-midi entre filles : « Mais tu n'as pas peur ? » Marion ne sut pas quoi répondre. Enfin, elle ne savait pas quoi répondre qui soit ce qu'on attendait d'elle. Il lui paraissait évident que Laura anticipait une réaction viscérale. Qu'elle fonde en larmes peut-être. Qu'elle lui décrive sa terreur des complications, des effets secondaires des traitements... Mais si elle devait dire la vérité, ce n'est absolument pas ce qui lui viendrait à l'esprit. Marion avait trop honte de sa peur pour la laisser s'échapper.

Ce qu'elle craignait lui paraissait tellement disproportionné, tellement malvenu, tellement superficiel...

Elle ne redoutait plus la douleur. Elle s'y était tristement habituée. Il en était de même pour tous ses autres symptômes. Ses piqûres. Les infections qu'elle enchaînait les unes après les autres à cause de la baisse d'immunité provoquée par les médicaments qui l'aidaient tant bien que mal à contrôler sa pathologie. Non. Ce qui la terrifiait, c'était de rester seule toute sa vie. De ne pas trouver de compagnon. De ne pas pouvoir avoir d'enfants. Qui voudrait vivre avec quelqu'un de si diminué ?

Qui accepterait dès le début de se priver de tant d'activités, de moments ensemble, de sorties ? Qui consentirait à s'enfermer dans la même cellule de prison qu'elle ? Et si, par la plus grande des chances, un homme envisageait de passer outre ces obstacles, comment lui imposer ces épreuves ? Marion se sentait coupable à l'avance de l'impact que pourrait un jour avoir sa maladie sur tout volontaire qui l'approcherait de trop près. Et ne parlons même pas de l'idée des enfants. La jeune femme en rêvait depuis qu'elle était toute petite. Elle avait toujours souhaité devenir maman. Mais malgré les propositions d'accompagnement de ses médecins pour encadrer une hypothétique grossesse, l'idée lui semblait impossible. Outre le fait qu'elle était persuadée de ne jamais pouvoir être en couple avec quelqu'un, elle n'arrivait pas à accepter ce que serait le quotidien de son fils ou de sa fille avec une mère si malade. Le retentissement sur leur enfance. Comment pourrait-elle leur infliger cela ? Cela lui paraissait tellement égoïste. C'était en tout cas ce que de nombreux internautes lui avaient répondu lorsqu'elle s'était aventurée à aborder le sujet sur un forum anonyme. Leurs mots l'avaient marquée à vif et avaient scellé sa décision. À 34 ans, il était presque trop tard pour y réfléchir. Et elle avait décidé de mettre un terme à la recherche d'un partenaire. Mais jamais elle n'oserait le dire à Laura. À la place, elle articula maladroitement qu'elle était bien prise en charge, que ses médecins étaient formidables, que la recherche avançait. Donc, aucune raison d'avoir peur. Tant pis pour cette impression que le monde se refermait peu à peu sur elle. Tant pis pour ses rêves. Ils devraient patienter le temps que Marion se réapproprie l'estime d'elle-même que sa maladie lui avait brusquement arrachée.

Clara disait en riant qu'elle vivait depuis quelques mois avec deux nouvelles colocataires : sa peur et sa sclérose en plaques. Il avait suffi d'une quinzaine de jours, en février dernier, pour poser des mots sur les symptômes qui venaient de bousculer le corps de la jeune femme. Terrifiée à l'idée d'être en train de faire un accident vasculaire cérébral à 32 ans, elle avait rapidement souhaité que ce soit finalement le cas. Les mots « sclérose en plaques » avaient déclenché chez elle une terreur sourde, puissante et rapide, qu'elle entendait battre dans le creux de ses oreilles le soir avant de s'endormir, à l'instant où la conscience cède tout juste sa place. Sa peur la maintenait éveillée, l'arrachait avec violence aux quelques minutes de répit que son corps épuisé avait obtenu de haute lutte.

Chaque nuit, la vision de son futur, de tous les avenirs envisageables, la hantait. Et avec elle, toutes ses questions restées sans réponse. Elle avait décroché le travail de ses rêves deux ans auparavant : journaliste dans un grand magazine de mode. Son quotidien était intense, un feu d'artifice de stress et de paillettes.

Ses journées mordaient ses nuits. Et les apparences y restaient très importantes. Pourrait-elle tenir le rythme ? Certaines semaines l'écrasaient de fatigue, du moins le pensait-t-elle avant de découvrir avec sa maladie ce que signifiait véritablement ce mot. Elle se levait bien souvent avec l'impression douloureuse d'être passée sous les roues d'un tracteur dont la charrue aurait labouré chaque centimètre de son corps. Aucune sensibilité, aucune solidarité n'était à espérer de ses collègues. L'unique fois où Clara avait mentionné son épuisement, elle avait été accueillie par la réponse assassine de l'une de ses cheffes lui signalant que, n'ayant pas d'enfants, elle ignorait tout de ce que signifiait la fatigue et devait donc arrêter de s'en plaindre. Son soupir d'agacement devant ces « jeunes tellement fragiles aujourd'hui » avait anéanti tout espoir d'obtenir ne serait-ce qu'un peu de soutien, un petit point de bourdon qui aurait pu rattraper un brin l'effilochage de sa vie. Mais non. La hiérarchie des douleurs, cette mentalité empoisonnée, avait décidément de beaux jours devant elle. Mais pas Clara. Du moins, le craignait-elle. Combien de temps encore avant qu'une autre crise la surprenne ? Et si la prochaine traînait avec elle son lot de séquelles ? Elle imaginait déjà les regards sur une béquille, un fauteuil roulant. Moqueurs, ignares, peut-être apitoyés pour les plus gentils d'entre eux. Pourrait-elle vraiment garder cet emploi ? Et quel avenir si ce n'était pas le cas ? La mode était toute sa vie. Repartir de zéro… L'idée lui apportait autant de sueurs froides que de crises de larmes. Et dans quel état se retrouveraient ses finances ? Elle avait tout sacrifié pour cette carrière. Et encore, c'était dans l'hypothèse où elle pourrait continuer à travailler. Clara n'osait même pas imaginer le contraire. Quel autre moyen de gagner sa vie ? De ne pas être condamnée à survivre d'aide en aide ? Pourrait-elle même encore vivre dans son appartement, si petit certes, mais plein de charme, qu'elle avait décoré avec tant de soin ? Son chez-elle : au dernier étage, sans ascenseur. Voilà quelques-unes des questions qui maintenaient la jeune femme en éveil et qu'elle combattait à coups de somnifères pour tenter de retrouver un semblant de paix et même peut-être, le temps d'un rêve, sa vie d'avant.

Lorsque Gilles regardait sa toute petite fille dormir paisiblement dans son berceau, un amour immense, une quasi-adoration, s'emparait de lui. Qu'elle était belle. Douce. Fragile. Tellement fragile. Elle avait besoin de lui. C'est au moment où cette pensée traversait son esprit que ce géant de 1,95 mètre se figeait. Glacé. Immobile. Comme si la peur, ne devinant pas de mouvement, allait passer au loin. Gilles souffrait depuis plusieurs années d'algie vasculaire de la face. Il agonisait, chaque semaine, une à deux nuits durant. Au tout début de sa maladie, la fréquence des crises était plus élevée. Jusqu'à dix par jour. Sans pause. Jamais. Le traitement de fond qui lui avait été prescrit avait réduit drastiquement le nombre de ces moments où il voulait s'arracher le visage à mains nues. Mais ces derniers temps… Un doute l'avait envahi. Un mauvais pressentiment. Une crainte qui ne le quittait pas. Et si cela commençait à moins bien fonctionner ? Et si tout redevenait comme avant ? Il avait survécu une fois, de justesse. Pas à la maladie en elle-même. L'algie vasculaire de la face ne tue pas. On se tue à cause d'elle. Il n'avait jamais oublié le soulagement qu'il avait ressenti lorsqu'il avait décidé de prendre sa voiture ce jour-là. Rien d'autre n'avait plus d'importance. Il avait roulé des heures, à l'aveugle, avant d'arriver finalement devant une gare. Il n'avait pas réfléchi son plan, il lui était apparu comme un miracle après une nuit d'enfer. Une évidence. Une solution. Enfin. Gilles avait pénétré dans le hall, il était onze heures, il n'y avait pas grand monde. Un petit garçon avait agrippé le pantalon de sa maman en montrant du doigt cette immense silhouette au visage tuméfié. Il lui avait souri. Paisible. La jeune femme s'était excusée pour son fils avant de le prendre par la main pour l'emmener plus loin, hors de la vue de cet homme au regard d'un calme étrange qui avançait maintenant doucement vers le quai. Dès qu'il posa un pied sur le béton, le vent mordit son visage endolori. Il frissonna. Il était parti sans même un manteau. Juste un espoir. Un train était déjà à quai, les portes grandes ouvertes, prêt à accueillir les quelques retardataires qui se pressaient pour le rejoindre. Gilles, lui, était immobile. Les wagons se refermèrent. L'heure du départ approchait.

Le TGV se mit en branle. Quelques instants plus tard, le silence reprit ses droits. Un contrôleur apostropha son collègue situé sur la voie suivante, signalant que le prochain passage était imminent. Gilles n'avait jamais été si calme, ni si sûr de lui.

Son téléphone se mit à vibrer dans sa poche arrière. Une fois. Deux fois. Trois fois. Il apercevait le train au loin. Quatre fois. Il attrapa l'engin pour s'en débarrasser. Et lut sans le vouloir le dernier message qui venait de s'afficher. Sarah. Sa femme.

« Où es-tu chéri ? J'ai une grande nouvelle. Je crois que je suis enceinte. »

Le hurlement du TGV traversant à pleine vitesse la gare sous ses yeux le fit sursauter. Il était resté figé, à fixer l'écran.

Jamais Gilles n'avait dit à sa femme ce qu'il avait failli faire ce matin-là. Mais il y avait repensé chaque jour depuis. Et plus encore depuis que Nina était née. Il tiendrait le coup pour elle, pour elles deux. Mais au rythme de sa torture actuelle… Il ne savait pas s'il serait capable de subir sa douleur si elle revenait encore plus forte. Et c'est ce qui lui faisait le plus peur. La menace de son retour. Plus intense. Impitoyable. L'idée qu'il puisse un jour souffrir à nouveau tellement que même l'amour le plus profond, le plus pur ne suffirait plus à le raccrocher à la vie.

La peur est au cœur de tellement de nos décisions, de nos hésitations, de nos renoncements. Elle nous empêche de voir l'avenir. Et pourtant, elle est tout sauf une bonne conseillère. Nous la percevons bien souvent comme une ennemie alors qu'elle n'est qu'une partie de nous à apprivoiser. Votre peur renvoie à la manière dont vous vous êtes construit, à ce que vous avez vécu, mais elle ne dit rien de votre futur. Cette peur, ne la craignez pas. Ne la laissez pas vous guider. Écoutez plutôt ce qu'elle essaye de vous rappeler. Comprenez pourquoi elle se tient devant vous. Contre quoi elle résiste. Elle est votre barrière face au changement. Alors oui, la douleur bouscule tout. Modifie vos plans. Mais le changement n'est pas intrinsèquement mauvais. Et même si vous ne voyez pas de solutions aujourd'hui, cela ne signifie pas qu'elles n'arriveront pas. C'est votre peur qui vous le susurre. Vous n'avez probablement connu – et en particulier depuis l'entrée de la douleur dans votre vie – que cette façon d'exister, ce « mode survie » où votre cerveau scanne sans cesse les environs, votre quotidien, votre corps, chaque incohérence, chaque nouveauté pour identifier des menaces et vous en protéger. C'est tellement humain. Vous avez aussi probablement également refusé de réellement ressentir cette peur, de crainte qu'elle ne vous engloutisse. Qu'elle annihile tout espoir futur. Je sais que cela a été mon cas pendant des années.

J'étais paralysée à l'idée de prendre véritablement conscience de l'ampleur de ma peur. De ne plus réussir à en sortir si je m'autorisais ne serait-ce qu'à entrouvrir la porte. À laisser craquer une seule fissure dans mon armure de pierre… Ou d'argile. Alors j'ai tout enterré, sous des couches d'humour, sous un masque absolument impeccable, sous un sourire tellement omniprésent qu'on l'aurait dit collé à mon visage à la super glue. Je me suis convaincue que je n'avais pas peur. Je l'ai vraiment cru, longtemps. C'était ma façon de me protéger. Je n'étais pas prête à avoir peur. Peut-être ne l'êtes-vous pas non plus. Mais prêt ou pas, la peur est toujours là. Et elle ne diminue pas lorsqu'on l'ignore. Elle ne part que lorsque l'on accepte enfin son existence. C'est contre-intuitif, n'est-ce pas ? Se laisser envahir, jusqu'à craindre d'étouffer, pour en réalité retrouver son souffle. Renoncer à se mentir. Autoriser la peur à prendre le contrôle de notre cœur, de notre respiration, de notre corps, de nos larmes. Se rendre, pour se retrouver. Pour réussir enfin à mettre des mots. Ressentir dans chaque fibre de notre être la terreur que cette douleur ne s'arrête jamais, qu'elle gâche nos meilleurs moments, que personne ne puisse nous aimer ainsi, ou pire encore, qu'ils y arrivent et que cette douleur ronge leur vie par procuration. Lâcher prise. Et réaliser que c'est en acceptant de lui confier le contrôle, que notre corps, notre esprit pourront en réalité le reprendre. Prêts. Encore vivants.

9

Lâcher prise

Lâcher prise lorsque l'on a mal, peur, envie de hurler, quand on en veut à la terre entière – voire plus Haut –, quand on vomit l'injustice de ce corps que l'on finit par haïr… C'est plus que difficile. Cela paraît même insupportable. Impensable. Et c'est pour cette exacte raison qu'il faut y arriver.

Mais lâcher prise, cela ne se décrète pas. Parce que des années de douleur nous ont endurcis, façonnés à son image. Parce que nous avons appris à mentir, aux autres mais surtout à nous-même. Parce que l'on ne peut lâcher prise que de ce dont on accepte la véracité, l'existence même. On ne déconstruit pas en quelques jours des années de méfiance, d'hypervigilance, d'impossibilité à se faire confiance et souvent également à faire confiance à qui que ce soit, à se dire : « Je serai mieux seul, je me débrouillerai mieux seul. » On n'arrête pas de haïr notre corps et ce qu'il a provoqué en nous en un claquement de doigts. Lâcher prise, c'est d'abord apprendre à se regarder. À se connaître. À se reconnaître, derrière tous nos artifices de protection.

C'est décider de se détester un peu moins chaque jour. Arrêter de se pousser au-delà de limites que l'on connaît par cœur mais que l'on refuse d'accepter, qu'on maudit pour leur éloignement, toujours plus grand, avec ce que l'on voudrait tant accomplir. C'est réaliser que passer en force contre son propre corps n'a aucune chance de fonctionner et tous les risques de nous emprisonner encore plus. Que la négociation entre soi et soi ne peut être efficace que lorsque nous avons conscience de ce que nous sommes réellement capables d'accomplir. Souvent plus, en fait, que ce que nous imaginons, mais pas forcément de la manière que nous avions en tête. Et pour en prendre conscience, pas d'autre choix que de s'apprendre « soi ». Vraiment. Chaque détail. Chaque réaction. Se redécouvrir.

Apprendre aussi à profiter de tous les petits moments d'accalmie. Ressortir sa joie du coffre-fort dans lequel nous l'avons enfermée il y a bien longtemps à double tour. La douleur rend souvent dur. Détaché. Accepter de ressentir quelques instants de bonheur alors qu'ils risquent de nous être volés à nouveau demande du courage. Tellement de courage. Vous n'en manquez pas. Mais se laisser espérer, profiter, c'est si dur. Retrouver un regard, un sourire à la fois ce sentiment que peut-être, ce n'est pas fini pour nous, c'est prendre un risque qui paraît tellement immense, inconsidéré. C'est se dire que si on se laisse espérer, vivre à nouveau et que l'on nous l'arrache, on ne sait pas si l'on y survivra cette fois. Alors oui, pendant des années, beaucoup d'entre nous ont préféré se protéger. Mais nous méritons tellement mieux, tellement plus. Je ne vais pas vous mentir, ces instants de bonheur seront entrecoupés de moments difficiles. De douleurs terribles. Mais ils en valent la peine.

Ne laissez pas votre peur de voir ces fragments de bonheur vous échapper vous empêcher de les vivre. N'offrez pas ce cadeau à la douleur. Elle vous a déjà trop volé.

Lâcher prise, ce n'est pas tout abandonner pour profiter. C'est créer un environnement autour de soi qui vous permette d'anticiper ce qui peut l'être, pour enfin vous rendre la liberté de respirer entre les pics. Ce n'est pas l'absence de contrôle, c'est le contrôle à bon escient. Celui qui rassure, qui permet de vivre entre deux moments à terre. C'est arrêter de se mentir, pour pouvoir se préparer. Et c'est aussi arrêter de mentir aux autres.

C'est se laisser approcher à nouveau. Un peu, d'abord. Oser dire « j'ai mal » au lieu de le cacher. Ne pas chercher la pitié, expliquer simplement. Ne pas vivre en fonction des autres, mais les autoriser à entrer dans notre monde.

Lâcher prise est terrifiant. Accepter peu à peu de se laisser voir tel que l'on est, dans cette version endolorie, l'est d'autant plus. Il n'y a rien de plus nu qu'un corps qui souffre. Encore plus qu'un corps qui aime. Mais se laisser voir, pas par tous, mais quelques-uns, ceux que l'on choisit, dévoiler qui nous sommes réellement, c'est l'étape ultime. Ne plus s'excuser. S'accepter dans notre vulnérabilité, dans notre réalité. Ne pas la revendiquer, la justifier. La montrer, telle qu'elle est.

Certains partiront. D'autres resteront, à vie. Se mettront à nu à leur tour.

Lâcher prise, c'est construire envers et contre tout, faire un pied de nez à la douleur.

C'est lui dire, malgré toi, malgré tout : « Aujourd'hui c'est moi que je choisis. Et me choisir, c'est transformer ce parcours de souffrance en une étape et rien de plus, dans mon chemin de vie. »

Deuxième partie

Un long chemin pour revivre

10

Se déchirer ou se rapprocher

Cela fait maintenant dix ans que je vois, échange, décrypte, vis au rythme de ceux que l'on appelle les aidants et les aidés (les patients). Pendant cette période, j'ai beaucoup appris et surtout j'ai découvert les relations humaines sous toutes leurs formes. Celles qui construisent et celles qui détruisent.

J'ai vu des familles se déchirer, d'autres se souder. J'ai ressenti, viscéralement, les moments d'explosion. Le passage de l'amour à la haine. Le désespoir de ces sentiments. Le deuil des relations qui tenaient le coup avant que la maladie ne les balaye. Le poids de la honte d'en arriver à détester son parent, son conjoint, son enfant pour ce que la douleur lui a fait, pour ce quotidien que l'on n'a pas choisi. Cette culpabilité qui éparpille en mille morceaux de ne pas pouvoir pleurer pendant des mois, des années après le décès de l'autre, tant la souffrance de cette relation était devenue étouffante. Combien de temps faudra-t-il pour ramasser un par un les petits bouts de soi après un tel traumatisme ?

J'ai entendu, des centaines de fois, les reproches, d'un côté comme de l'autre.

Les « Après tout ce que j'ai fait pour toi. »

Les « Je ne t'ai jamais rien demandé. »

Les « Tu es tellement égoïste. »

Les « Mais tu as pensé à nous ? »

J'ai vu les regards, ceux qui m'interrogeaient : « Est-ce que j'ai le droit de ressentir cela ? Est-ce que je suis une mauvaise personne de vouloir autre chose ? »

Et plus rarement, mais régulièrement, au milieu de cette souffrance, des binômes que l'épreuve avait rapprochés.

Pendant dix ans, je me suis demandé pourquoi et surtout, comment.

Qu'est-ce qui fait imploser des familles là où d'autres utilisent la douleur comme un catalyseur de rapprochement ? J'ai longtemps tâtonné. Ma première hypothèse était trop simpliste. Cela ne pouvait pas simplement être le reflet de l'amour que les gens se portaient. Parce que ceux qui se détruisaient à petit feu le faisaient d'abord pour cette raison.

Et puis, au fil des années, j'ai remarqué une phrase.

« Je n'ai pas eu le choix. »

Instinctivement, j'ai su que c'était sur cela qu'il fallait que je me concentre. Je l'ai abordé en 2022 dans mon deuxième livre, *Être présent pour ses parents*. J'y expliquais qu'aussi contre-intuitif que cela puisse paraître, devenir aidant était un choix. Que si l'on voulait tout laisser tomber pour partir à l'autre bout de la planète sans jamais se retourner, c'était possible. Je pensais qu'en rendant la propriété de ce choix aux aidants, je leur permettrais d'accepter la valeur de leurs actions. Je regrette un raisonnement peu utile pour la grande majorité qui n'en était pas là. Demander à quelqu'un qui a perdu une partie de son identité dans l'aide qu'il porte à quelqu'un qu'il aime, de valoriser ses actions pour enfin pouvoir demander du soutien à son tour était vain. La véritable question résidait dans la première partie de ma précédente phrase. Cependant à cette époque, je n'avais pas assez travaillé sur moi-même pour être capable de le comprendre.

Moi aussi, je perdais des morceaux de moi dans des relations.

Moi aussi, j'allais bien au-delà de limites que je discernais à peine pour soulager quelqu'un qui, j'en étais sûre, en avait besoin.

Moi aussi, je me suis laissée exploser jusqu'au jour où, enfin, cela a été trop loin.

Ce sursaut de vie est celui qui m'a fait dire « plus jamais ».

Le travail sur moi-même qui a suivi a été difficile mais il m'a ouvert les yeux sur une partie de la dynamique dont j'ai pu être témoin entre aidants et aidés.

J'ai vu ceux qui sacrifiaient, sans question ni doute, un morceau d'eux-mêmes pour ceux qu'ils aimaient, sans réaliser – ou bien trop tard – les dommages.

Le ressentiment qui finit toujours par émerger d'années où – avec le recul – on se dit que nos choix ont en réalité été en partie dictés par l'autre.

Je ne le jugerai jamais. J'ai été des deux côtés.

J'ai trop donné et j'ai trop pris.
J'ai disparu et j'ai considéré l'autre pour acquis.

Je commençais à comprendre, sans pour autant réussir à mettre les bons mots sur ce qui émergeait. Si vous saviez le nombre de fois où j'ai tenté d'écrire ce chapitre cet hiver ! Une quantité indécente de feuilles et de stylos y sont passés.

Et puis au printemps, on m'a demandé d'intervenir en Martinique – île de mon cœur, là où l'inspiration revient toujours – sur un sujet qui m'a d'abord laissée perplexe : « Impact de la relation aidant-aidé sur l'autodétermination et l'accès aux soins ».

Pas sûre que cela inspire grand nombre d'entre vous, dit comme cela. Et pourtant. J'étais dans ma chambre d'hôtel, quarante-huit heures avant l'événement, en train de me plonger dans toute la théorie de l'autodétermination, bien décidée à connaître le sujet sur le bout des doigts avant de monter sur scène… quand les textes que je lisais m'ont laissée sans voix. Mais pas sans mots.

Dans ce concept de niche, j'ai trouvé tout ce que je voulais vous dire.

J'ai entendu le devoir qui étouffe, la loyauté qui rattache, les identités noyées dans l'autre, la souffrance de l'incompréhension, la lame de fond de la culpabilité. L'absence de choix… qui en est en réalité un.

Le principe de l'autodétermination est à la fois simple et incroyablement complexe. Il dit que nous avons le pouvoir d'agir en fonction de nos propres choix, besoins et valeurs, en dehors des pressions extérieures comme intérieures.

Il se base sur trois fondamentaux[1] :

— L'autonomie : le fait de choisir librement.

— La compétence : savoir que l'on est capable d'agir efficacement.

— Le lien social : se sentir connecté mais sans être contrôlé.

Dans nos dynamiques aidant-aidé, ce concept a un impact immense. Il signifie pouvoir dire oui ou non, sans peur d'être rejeté, puni ou manipulé.

Agir par désir sincère et non pas par culpabilité, honte ou encore obligation.

Être écouté sans jugement, sans condition, même dans ses hésitations, ses contradictions.

Et surtout, avoir le droit de changer d'avis.

Ce sont ces critères que j'avais perçus dans les binômes qui s'étaient rapprochés au cœur de l'épreuve. Et leur absence criante, hurlante, dans les déséquilibres de ceux qui se déchiraient ou dont l'un (ou les deux) finissait par sombrer.

C'est ce que je cherchais à dire, ces dernières années, en répétant à qui voulait l'entendre qu'aider par devoir pur menait souvent au burn-out. Que dépasser ses limites ne servirait ni l'aidant ni le patient.

1. Modèle de Deci et Ryan.

C'est ce que je voulais hurler, sans oser encore parler de ma vie :
— Ne m'imitez pas !
— Ne vous perdez pas pour quelqu'un.
— Et ne lui demandez pas de le faire pour vous.

On ne doit à personne de disparaître. Même pas par amour. Surtout pas par amour.

S'épuiser n'est pas une marque de soin. S'empêcher de respirer pour soulager l'autre n'est pas ce qui le sauvera.

Dans le domaine des aidants, on utilise la comparaison avec les masques à oxygène en avion pour expliquer qu'il faut prendre soin de soi physiquement pour être capable d'aider l'autre. Mais là aussi, nous avons posé le problème à l'envers ! Qui peut s'occuper de lui-même quand ce « lui » n'est plus qu'une ombre diluée dans l'aide à l'autre ?

Arrêtons de dire aux aidants et aux patients de prendre soin d'eux.

C'est en discutant avec un ami, Mickaël[1], spécialiste de santé publique et mentale, de la manière dont cette comparaison s'applique dans son domaine que j'ai réfléchi.

Mettre le masque sur soi en premier, oui. Bien sûr. Mais pas pour prendre soin de soi.

1. Dr Mickaël Worms-Ehrminger.

Pour se donner la capacité d'être suffisamment fort, droit. Pour accepter que nous sommes assez tel que nous sommes, assez solide pour soutenir l'autre. Et mettre ce masque à celui qui souffre pour lui dire : « Je suis là. » Vraiment. Et je vais t'aider à tenir. Nous allons respirer ensemble. Pas couler.

Cette façon de faire est le chemin le plus clair vers l'annihilation de la culpabilité du patient. De son incapacité à parler de ses besoins tant la conscience du poids de sa douleur pour l'autre est intense.

C'est aussi la barrière, le panneau « sens interdit » qui se dresse entre le proche et l'envie – humaine mais destructrice – de se lancer corps et âme, sans réfléchir, dans le sauvetage de l'autre.

Cette promesse de solidité, c'est avant tout se dire que, quoi qu'il arrive, on avancera ensemble, main dans la main. Que personne ne se sacrifiera, parce que les décisions seront prises à deux.

Qu'être soi, pleinement, est autorisé.

Que le masque peut enfin tomber.

11

Le masque de la douleur

Demandez à une dizaine d'enfants de dessiner quelqu'un qui a mal et vous obtiendrez quasi systématiquement le même résultat, gribouillé de toutes les couleurs : des visages déformés, tordus, couverts de larmes, bouche béante et hurlante. C'est ainsi que l'inconscient se représente la douleur. C'est celle que nous connaissons tous. Celle qui se lit aussi facilement qu'un mode d'emploi de l'être humain. D'ailleurs, en médecine, il existe des échelles pour la mesurer en fonction des différentes expressions qui s'affichent sur le visage des patients qui ne peuvent plus s'exprimer – ou du moins de manière cohérente[1].

C'est elle que l'on enseigne aux futurs adultes comme aux soignants en devenir. Comme si elle était unique.

Mais demandez maintenant à l'enfant d'une patiente qui souffre de douleur chronique de faire le même exer-

1. « Liste des échelles acceptées pour mesurer la douleur », Haute Autorité de santé, 2022. https://www.has-sante.fr/upload/docs/application/pdf/2022-01/liste_echelles_acceptees_2022.pdf

cice et observez le résultat. Il est bien sûr possible qu'il vous dessine l'universalité. Mais bien souvent, il dressera avec amour le portrait coloré de sa maman, souriante. Apaisée. De tous les jours. Et ce que cet enfant aura compris spontanément là où tant, professionnels comme proches, échouent, c'est que la douleur chronique se cache. Pas parce qu'elle est moins intense, loin de là. Mais parce que ses assauts répétés ont, à force de meurtrir la chair, créé une armure. Mais qui protège-t-elle ?

Autant ceux que nous aimons que nous-même. Ce qu'il faut réussir à comprendre lorsque l'on parle de douleur chronique, c'est que pour la grande majorité d'entre nous, son intensité varie de jour en jour, mais qu'elle n'est que très rarement absente. Plus précisément, ce qui compte pour nous comme « absente » ne l'est pas forcément pour quelqu'un qui n'a jamais vécu les agressions sans relâche d'un corps meurtri.

Pour tout vous dire – et je sais, pour en avoir discuté avec tellement d'autres patients, à quel point l'expérience que je m'apprête à vous raconter est partagée… –, lorsque j'ai commencé mon dernier traitement en date il y a deux ans maintenant, au cœur d'une période plutôt douce, maîtrisée, j'ai passé plusieurs jours à me sentir… étrange. Je n'arrivais pas à décrire la sensation. Je disais à tous les amis qui m'interrogeaient que j'avais bien conscience que quelque chose était différent, mais que c'était « bizarre ». En réalité je craignais l'arrivée d'un énième effet secondaire indésirable. Et un matin, j'ai compris. Je me revois encore, la semaine suivant le début du traitement, au saut du lit, en pyjama, m'arrêter net au milieu des escaliers étroits et raides qui mènent de la mezzanine, où se situe ma chambre, à mon salon. Réaliser à cet instant que ce qui me paraissait si inhabituel était en réalité que pour la première fois depuis… assez longtemps pour que je ne m'en souvienne pas, je n'avais absolument pas mal. J'étais sortie du lit d'un coup, sans raideur, et j'avais dévalé la moitié des marches sans rien sentir. Le combo « réveil + escaliers » est en général une grande zone de faiblesse de la spondylarthrite. Nous rouillons pendant la nuit. Mais ce jour-là, je suis restée plantée, en pyjama, debout, accrochée à la rampe, regard dans le vide, pendant un bon quart d'heure. À tenter d'accepter, non pas l'absence de douleur, mais le fait qu'elle m'avait paru si étrangère. Si anormale. Le sentiment qui en résultait était doux-amer. Je réalisais l'impact d'années d'habitude. Et ce qui m'envahit à cet instant ne fut pas de la joie. Mon optimisme était encore précautionneux. J'étais surtout absolument atterrée qu'un corps sans douleur soit devenu tellement rare qu'il m'avait fallu tant de temps pour le reconnaître. Comment voulez-vous expliquer cela à quelqu'un ? Qui aurait pu comprendre mon immobilité stupéfaite, les larmes, ni de soulagement ni même de tristesse, mais de deuil ? Personne. Alors j'ai attendu, toujours perchée, de digérer. Immobile. Et j'ai remis mon masque.

Il m'a protégé des questions, des explications, des incompréhensions. De ce que je n'avais pas envie d'avouer. C'est ce qui a rendu ce livre si difficile à écrire. C'est la toute première fois que j'ai accepté, osé enlever mon armure.

Elle ne protégeait pas que moi. S'il ne s'agissait que de nous, nombre de malades chroniques se mettraient à nu bien plus tôt. Mais à chaque ligne que je vous écris, je pense à mes proches qui vont découvrir ce que je ne leur ai jamais dit. Qui vont réaliser que, oui, j'ai mal. Souvent. Heureusement, le traitement qui a foudroyé ma conscience au milieu de mon escalier il y a un peu plus de deux ans maintenant fonctionne encore.

Mais nous taire, c'est laisser leur paix, leur tranquillité à ceux que l'on aime.

Qui supporterait de savoir en temps réel que la personne qui lui est si chère a mal ? Pas un jour, une semaine, un mois… mais des années durant ? Une vie, parfois ?

C'est non seulement lourd mais drainant…

Et l'empathie est rarement inépuisable. Je pense que pour beaucoup d'entre nous, cette idée de protéger l'autre cache aussi une autre raison, plus égoïste. Ou plutôt une salve de questions, une crainte, un équilibre à trouver : et si c'était trop ? Et s'il ne tenait plus ? Et s'il ne pouvait plus ? Et si je devais traverser tout cela seule ?

La sensation de peser sur les autres est déjà éprouvante lorsque l'on a besoin d'aide technique, concrète, chronophage…

Mais nous savons le poids mental de la douleur et la souffrance qu'elle peut causer chez les autres. Nous sommes coincés dans notre corps, mais vous n'avez pas à l'être.

En tout cas, c'est une pensée qui revient souvent. Le dilemme qui nous déchire de l'intérieur aussi certainement que la douleur elle-même. Nous avons besoin de vous, mais nous voulons aussi vous protéger de nous.

Alors chacun sa stratégie. Pendant des années, je n'ai parlé que lorsque j'avais trop mal pour réussir à le cacher.

Le masque a ses limites, même si elles sont élevées. On utilise souvent une échelle numéraire de 1 à 10 pour évaluer la souffrance des patients à l'hôpital : 1 étant le plus bas et 10 le plus haut. D'ailleurs, si l'un de vos proches est atteint de douleurs chroniques et n'en parle que peu, sachez que le jour où il vous dit « j'ai mal », il est fort probable qu'il dépasse allègrement le 6 sur 10 – même s'il ne le formule pas ainsi.

Avec le temps et le traitement, j'ai décidé d'apprendre à me connaître. D'être à l'affût du moindre signe qui montrerait une possible escalade. Aujourd'hui, le masque tombe pour mes plus proches.

Entre 0 et 3, je n'en parle pas. Je suis habituée, c'est ce que je considère comme ma normalité. Mais je sais que si je touche le 3, alors il est temps de prévenir. Je dirai non à des activités (une course, un événement sportif…), je vérifierai si j'ai bien sous la main de quoi soulager un début de crise si la situation devait évoluer. Je demanderai une chaise.

Cela peut vous paraître petit, croyez bien que pour l'hyper-indépendante que je suis, cela ne l'est pas.

À 5, je parlerai plus largement. Le risque d'évolution vers une véritable crise (7-9) est crédible et je ne le négligerai plus. J'expliquerai à ceux qui ne savent pas, je dépasserai mon cercle proche si nécessaire.

J'ai appris que parler était en réalité un moyen de me protéger.

Au-dessus de 5, plus besoin de mots pour transmettre l'information, mon visage s'en chargera seul. Cela tombe bien car je n'aurai plus l'énergie de longues conversations.

Si cela ne m'a pas paru naturel de prévenir si tôt les premières fois que je l'ai fait, j'ai réalisé que c'était finalement le meilleur moyen d'éviter que la spondylarthrite ne flambe. Que la vie est un travail d'équipe et que je n'ai pas besoin de tout porter seule.

Une autre hésitation, bien plus complexe pour moi, a longtemps résidé du côté professionnel.

Notre masque n'est pas présent uniquement pour protéger nos sentiments ou les vôtres, mais aussi nos carrières. Il est une barrière face aux jugements, à l'ignorance, aux préjugés de collègues, de clients du monde professionnel de manière générale. De ce que tant perçoivent comme une faiblesse. La redondance des plaintes passe souvent mal au travail…

Et pourtant. Je n'ai perdu le respect de personne – ce qui était ma crainte la plus grande – en donnant mes conditions. En expliquant clairement ma pathologie et ce qu'elle impliquait.

Je m'attendais à ce qu'on refuse certaines de mes demandes, de mes besoins. À devoir me justifier sans cesse. Mais non. Ces deux dernières années, pas une fois je ne me suis sentie un fardeau ou même différente.

J'ai donné des conférences en pleine crise, sous morphine. Les organisateurs ont tous été fantastiques. Les tables ont été réarrangées, les chaises ajustées pour que je puisse parler sans trop souffrir.

Mon équipe sait aujourd'hui qu'il faut anticiper à chaque occasion, au cas où une flambée soudaine surgirait. Que des alternatives aux pupitres et à la position debout prolongée doivent être possibles.

Je suis un médecin qui vient parler d'aidants… et qui en a parfois besoin elle-même.

Et finalement, être capable de verbaliser mes ressentis pour fonctionner au mieux a toujours été accepté. Aujourd'hui, j'ai assez évolué sur le sujet pour refuser toute intervention où ces conditions ne seraient pas admises. Question de respect.

Assumer sa vulnérabilité sans en faire un drame mais dire ce qu'elle est : un état, un point commun de toute l'humanité et ne pas en avoir honte est une des meilleures décisions que j'ai prises ces dernières années.

Poser le masque peut faire peur. Mais même si cela devait signifier se retrouver seule, c'est un prix infime à payer pour se retrouver soi.

12

Fuir

Si poser le masque fait si peur, c'est que la décision nous revient en tant que patient parce que nous sommes prêts à l'assumer… Mais peu importe à quel point l'autre nous aime, lui peut ne pas l'être. Si ce déséquilibre se produit, la collision entre amour, peur et vérité se révèle être un moment cataclysmique. Et surtout, certaines situations ne laissent pas forcément l'occasion de les rattraper. Parfois, le temps court plus vite que le courage. Et ne subsistent que les regrets.

Depuis dix ans maintenant, vous le savez, mon sujet de travail, mon combat est celui des proches aidants. Ceux qui restent, à leurs cœurs et corps défendants.

Et durant de nombreuses années, mon expertise a été en conflit direct avec ma conscience. Enfin… disons avec l'amer souvenir que cette dernière se chargeait régulièrement de me rappeler.

Combien de fois me suis-je sentie hypocrite ? Je tentais de soutenir au mieux ceux qui se battaient, qui donnaient tout et souvent trop d'eux-mêmes, alors que la toute première fois – je le pensais à l'époque – que j'avais eu l'occasion de prendre ce rôle, j'avais fui.

Nous étions en 2009 puis 2010. J'avais entre 19 et 20 ans. J'étais jeune et plus fragile que ma personnalité et mon caractère bien trempés ne le laissaient paraître.

La grand-mère dont j'étais la plus proche, tellement qu'elle était un morceau de moi – et c'est encore le cas aujourd'hui – a été brutalement touchée par un cancer. Elle était la maman de ma Maman. Pauline. Mémé. Celle chez qui j'avais vécu pendant toute ma première année de médecine en 2007-2008. Qui veillait à ce que je mange entre deux heures de révisions. Qui avait accepté un squelette entier dans son salon si cela pouvait m'aider à maîtriser l'anatomie humaine. Celle dont j'avais méticuleusement recouvert chaque centimètre carré de salle de bains et de toilettes de fiches, schémas, notes. Pas une seconde à perdre à l'époque. Si j'avais su à quel point…

Le cancer en lui-même me faisait peur, bien sûr, mais il ne m'a pas empêchée d'être présente. Ce sont les traitements qui ont apporté leur lot de séquelles. La radiothérapie et son immonde brûlure, permanente. Sa douleur, constante. Chaque mouvement la faisait grimacer. Et Dieu sait que mon ancienne résistante de grand-mère, qui aidait des juifs à s'enfuir par les toits, qui a tour à tour été libraire, hôtelière, pianiste, couturière puis a créé et a été la patronne d'un des premiers groupes d'agences immobilières du Sud de la France, celle qui à 80 ans se prenait encore pour Fangio dans les virages en épingle des petites routes de l'arrière-pays grassois, bref, cette grand-mère-là était solide. Pas douillette. Pas du genre à se plaindre.

Mais son masque avait été violemment arraché par la radiothérapie et moi, en face… je suis restée paralysée. La seule qui avait toujours su me tenir tête peinait alors à soulever la sienne de son oreiller. Le corps qui l'avait portée dans toutes ses aventures était soudain devenu frêle, sa peau aussi pâle que les draps de sa chambre d'hôpital. Je voyais les efforts qui lui étaient nécessaires pour donner le change quand j'étais là, pour articuler sans trembler, pour maîtriser les traits de son visage, pour poser des questions sur mes études. J'en étais malade. Je n'avais plus que deux pensées en tête. Elle a tellement mal. Elle va mourir. Et mon esprit était bien incapable de trancher laquelle des deux lui semblait la moins insupportable. La spirale était infernale. Et moi, dans la pièce, face à son courage, je n'étais plus vraiment là. Ma tornade intérieure prenait la place de mes mots, de la lumière de mon regard. J'étais éteinte. Absente. J'ai fini par le devenir réellement. Toutes les excuses y sont passées. La médecine a bon dos, avec son nombre de partiels, stages et autres obligations. Je crevais intérieurement et l'indifférence que j'affichais, je le savais, était la réponse la plus brutale – mais la seule que j'étais capable de donner – à la souffrance de Mémé et en reflet de Maman, qui se retrouvait seule à ses côtés. Prise en étau entre la lente agonie de sa mère dont elle aussi était si proche et le silence glaçant de sa fille dont les hurlements ne passaient pas les cordes vocales.

Mon masque de défense en réponse au vol du sien.

Elle est morte sans que j'aie l'occasion de lui redire à quel point je l'aimais. Heureusement, je sais qu'elle en avait conscience.

Elle est morte aussi sans que je puisse lui promettre que, quoi qu'il arrive, je ne laisserais pas la même chose se produire avec Maman, qu'elle ne serait en aucun cas seule.

Je n'ai jamais eu ce courage. La honte a englouti mon deuil pendant des années.

Ce n'est que ce matin, avant de prendre mon stylo, sachant ce que je souhaitais vous écrire, ayant conscience que ces mots ne sortiraient pas facilement, qu'il me manquait encore quelque chose... que j'ai soudainement décidé, au retour des courses, de ne pas tourner à gauche pour prendre le chemin qui mène à sa maison, où je rédige ce livre, mais que j'ai viré à droite et entamé la montée vers le petit village au cœur duquel est encore nichée son ancienne agence, où je passais une partie de tous mes étés : l'Agence du Panorama.

Le panneau n'a jamais changé. Le chemin n'était que trop familier. Et, plantée devant la porte, la vue brouillée par des années de silence, j'ai enfin réussi à articuler : « Je suis tellement désolée. »

Aujourd'hui, je sais bien que la peur empêche de prendre des décisions librement. Que si un aidant – et cela m'est déjà arrivé plus d'une fois – venait me voir en me confiant une situation similaire, je serais tellement plus indulgente que je ne l'ai été avec moi-même ces quinze dernières années envers la toute jeune femme que j'étais à l'époque. À vrai dire, si cela se reproduisait, je prendrais cette personne dans mes bras et la serrerais de toutes mes forces. C'est sûrement ce dont j'aurais eu besoin à l'époque. Que quelqu'un – pas Maman, qui vivait tellement de douleur elle-même que j'aurais culpabilisé encore plus de lui en parler –, qu'un adulte voie ma peur, la comprenne, ne la juge pas et m'accompagne à travers elle.

Parce que oui, un masque qui tombe effraie mais on peut réussir à le dépasser.

Pas seul. Pas rapidement.

Je suis devenue celle que j'aurais aimé avoir à mes côtés à cet instant. Mais surtout, je me suis promis le jour de son décès que plus jamais je ne laisserais qui que ce soit seul. Ni la peur gagner encore une fois.

13

Voir l'autre devenir aidant

Lorsque je pense à la douleur et à l'aidance, c'est bien évidemment cette période de ma vie avec ma grand-mère qui me vient en premier à l'esprit, loin devant ma propre expérience. Ne serait-ce que parce qu'il m'a fallu de longues années pour réaliser que le rôle de mes proches à mes côtés lors de mes crises relevait de l'aidance. Je l'oublie d'ailleurs encore parfois aujourd'hui, lorsque je vais bien.

Je passe mes journées à expliquer et répéter à qui veut bien l'entendre, du politique à l'associatif, du soignant au directeur d'établissement, qu'il y a de nombreuses raisons au fait que beaucoup maintenant connaissent le mot « aidant » mais si peu se l'appliquent, à eux-mêmes comme à leurs proches. D'ailleurs, lorsque j'ai interrogé plusieurs centaines de patients volontaires pour l'écriture de ce livre, j'ai été frappée par les résultats obtenus en réaction à deux de mes questions. La première était : « Connaissez-vous le mot "aidant" ? » La réponse était sans appel : 90 % de oui.

La seconde était : « Considérez-vous votre proche comme votre aidant ? » Le contraste avec la précédente était très intéressant. Ici, seulement 48 % de « oui » ; 32 % de « pas vraiment » et 20 % de « non ». J'ai donc lu en détail tous les témoignages, me demandant si la majorité de réponses plus ou moins négatives avait pour origine une absence de soutien, une relation distendue ou un obstacle à l'acceptation de voir son proche dans ce rôle. Si j'ai bien entendu repéré des situations correspondant aux deux premières hypothèses, j'ai également pu mettre en évidence de nombreux cas se rapportant à la troisième. Et c'est parfaitement logique.

L'information ne suffit pas. Elle est importante, cruciale même, mais si elle n'est pas suivie d'une prise de conscience, elle est assez inutile en soi.

Ma prise de conscience à moi a nécessité que les circonstances soient si peu subtiles, que dis-je, tellement évidentes, qu'enfin la raison a pu outrepasser le déni. Quelques éléments de contexte pour vous permettre de comprendre où j'en étais à ce moment-là.

Nous étions début 2019, j'effectuais mon tout dernier stage d'internat de médecine avant de terminer mes études dans une équipe que j'adorais. Quelques mois auparavant, j'avais eu la chance de rencontrer une grande dame : Muriel Beyer. Elle était la patronne des Éditions de l'Observatoire. Nous avions été réunies dans un bureau par une ancienne aidante qui venait de perdre sa maman et avait perçu l'importance d'aborder plus largement ce sujet dont je parlais sans relâche depuis ma thèse en octobre 2017. Au bout d'une heure d'échange, Muriel m'a dit cette phrase que je n'oublierai jamais : « Bon… Il va falloir en faire un livre. » Je suis repartie ce jour-là contrat en main, heureuse d'avoir bientôt un autre moyen de raconter les aidants que le pavé parfaitement ennuyeux – comme bon nombre de thèses – que j'avais soutenu deux ans avant. Soyons honnêtes, personne ne lit les textes scientifiques, ils ne sont pas faits pour cela, ce sont tout sauf de bons moyens de vulgarisation et donc ils sont peu utiles pour convaincre.

Mon erreur à cette époque avait été de penser qu'un livre s'écrirait de la même manière, c'est-à-dire plutôt rapidement. J'imaginais, si naïvement et un peu prétentieusement, qu'il ne me faudrait que peu de temps pour rédiger un ouvrage sur ce sujet qui occupait mes jours et mes nuits.

Ma patronne de l'époque – merci encore, Florence ! – m'accorda gentiment de prendre tous mes congés de l'année restants sur le mois de février et je me suis donc retrouvée à mon bureau, devant une page blanche à devoir – *deadline* de rendu de manuscrit oblige – écrire un vrai livre entier en un mois.

J'ai attaqué avec enthousiasme et la force de travail de dix années d'études de médecine… et j'ai vite réalisé que cela n'avait certes aucun rapport avec ce que j'avais pu faire précédemment. Voilà pour le contexte.

Je maîtrisais bien entendu le sujet des aidants sur le bout des doigts et j'étais – tant bien que mal, mais quand même – en train de rédiger ce qui deviendrait l'ouvrage référence sur la thématique. Impossible donc de considérer que je n'étais pas informée.

C'est en plein milieu de ce mois de folie que l'une de mes plus sérieuses crises de spondylarthrite a décidé de frapper. La maladie attaquant les hanches, chaque mouvement qui nécessitait un appui dessus me faisait hurler. Deux en particulier, étant donné l'anatomie du corps humain, au grand dam de la toute jeune auteure que j'étais qui courait après sa *deadline* : être assise et être debout immobile. Du jour au lendemain donc, impossible de rester à mon bureau ou d'envisager en urgence d'avoir recours à une table surélevée. Pratique, pour écrire.

Je gobais les anti-inflammatoires comme des bonbons (c'est une très mauvaise idée, ne m'imitez pas), j'étais couverte de patchs – vous savez, ceux que l'on peut mettre après une entorse pour diminuer localement la réaction – mais rien n'y faisait. La douleur ne cédait pas d'un pouce. La créature d'habitude que j'étais n'arrivait pas à écrire quoi que ce soit depuis le fond de son lit, sur son ordinateur portable, la position était trop inconfortable. La crise était physique… et devint rapidement mentale. À quinze jours du rendu théorique de mon premier jet, j'étais au chômage technique. Autant vous dire que je n'en menais pas large – sans compter que j'avais vraiment mal.

C'est à ce moment qu'une idée nécessitant le concours de plusieurs de mes proches est née dans mon esprit – vierge de tout antalgique pour pouvoir rester concentrée. J'allais dicter mes chapitres, les envoyer à Maman, mon frère et une amie (Marie-Pierre, là aussi, merci encore !) qui se chargeraient de les remettre par écrit pendant que je travaillerais le suivant et j'alternerais ainsi entre reprise et correction de texte – faisable du fond du lit – et dictée des chapitres. La naissance d'*Aidants, ces invisibles*[1] fut un peu chaotique mais le système fonctionna.

C'est en plein milieu d'une discussion entre mon dictaphone et moi que, d'un coup, je fus frappée par l'ironie de la situation et immédiatement ensuite par sa réalité.

Qui étais-je d'autre qu'une patiente dépendant entièrement de ses proches à cet instant précis ? Sur quel sujet étais-je précisément en train d'écrire ?

Je vous avais prévenus qu'il m'avait fallu un moment vraiment peu subtil pour avoir soudainement cette nécessaire prise de conscience. Et pourtant, ce n'étaient pas les informations qui m'avaient manqué. C'est surtout qu'en tant que patient, accepter d'apposer ce mot sur ma relation avec mes proches soulevait un nombre vertigineux de questions… Auxquelles je n'avais pas de réponse à apporter.

Le déni n'est pas un mécanisme de protection pour rien…

Quel impact avais-je donc sur leur quotidien ? Sur leur santé ? Étais-je responsable d'un épuisement que je n'avais pas vu, absorbée par ma propre douleur ?

Il me fallut de nombreux mois pour réfléchir – seule – à toutes les implications qui en découlaient.

Je ne sais que trop bien combien de patients se sont trouvés dans la même situation. Prisonniers de différentes réalités, celle de la douleur, la leur, solitaire, la souffrance qu'elle pouvait infliger à leurs proches par ricochet… et le besoin, la dépendance qui menotte aux autres.

---

1. Hélène Rossinot, *Aidants, ces invisibles*, Éditions de l'Observatoire, 2019.

Alors pour beaucoup, le déni reste de mise.

Mais il ne protège personne, ni vous – qui êtes quand mêmes rongés doucement par ce que vous voyez se dérouler sous vos yeux, même sans vouloir y apposer de mot – ni ceux que vous aimez, à qui vous ne laissez pas la chance d'apprendre à gérer cette maladie, cette douleur d'une autre façon, avec vous.

Le déni ne fait que couper la corde qui reliait vos deux radeaux au bord, laissant chacun dériver de son côté jusqu'à ce qu'il soit trop tard…

Oser dire la vérité, oser l'accepter avant cela, est le premier pas vers un quotidien peut-être différent – parce que la vérité a des conséquences – mais avec un nouvel équilibre à trouver dans lequel chacun peut choisir une manière de vivre qui lui convienne.

Utiliser la clé des menottes n'est pas la fin de tout. Les enlever ne signifie pas sacrifier ou détruire les relations. Mais plutôt accepter ce qui a évolué et construire, différemment, pour respecter les besoins et envies de chacun.

14

Passer de l'autre côté de la barrière

Ma situation, il faut bien le reconnaître, ne cumulait pas tous les obstacles que d'autres ont pu rencontrer. J'avais des douleurs physiques dont les conséquences étaient parfois visibles – et on sait comme cela joue – même avant d'avoir un nom à poser dessus. Puis j'ai eu un diagnostic et, même si j'ai mis du temps pour accepter l'évolution de mes relations avec mes proches en période de crise, cela s'est clarifié rapidement après ma prise de conscience. Mais nombres d'entre elles ne sont pas aussi évidentes et le glissement des comportements, leur dérapage parfois, vers plus de soin et moins de liens, se fait subrepticement au fil des années.

Mettre des mots permet aussi de reconstruire une relation dans laquelle la pathologie ne prend pas toute la place. L'une des difficultés arrive lorsque l'on ne réalise pas réellement ce qui se passe, que la douleur est en fait souffrance, plus psychique que physique, visible par les yeux aimants et jugée par les ignorants.

Il me fallut plus de six mois après ma prise de conscience personnelle pour en avoir une seconde qui me plaçait cette fois de l'autre côté de la balance.

Mon petit frère – enfin pas si petit, nous n'avons que neuf mois et demi d'écart – a toujours été différent des autres. Remarquablement intelligent, pur, gentil, fragile, anxieux, solitaire, avec des angoisses dont aucun d'entre nous n'a mesuré l'ampleur pendant des années, silencieux et – enfant – manquant cruellement de tout instinct de survie.

Il a été diagnostiqué il y a longtemps maintenant avec ce que l'on appelait à l'époque « autisme Asperger ».

Réaliser les dynamiques qui entouraient ma propre situation a réveillé en moi de nombreux souvenirs et sentiments sur lesquels je n'avais jamais réussi à poser de mots.

Je me rappelais soudainement la manière dont, sous mes yeux, vers 5 ans, il avait silencieusement enlevé ses brassards, s'était dirigé vers la piscine, avait descendu les quelques marches et s'était – en quelques secondes – laissé couler à pic, sans autre bruit que celui de mes cris.

Je me revoyais le suivre dans toutes ses promenades, quelques années plus tard, à Saint-Germain-des-Bois, parce qu'il avait soudainement trouvé que les baies rouges des buissons – mortelles – étaient fascinantes et que je voulais m'assurer qu'il n'en avale pas une.

Ou encore lors de cette balade en zodiac dans la baie de Saint-Malo, où l'accro à l'adrénaline que j'étais déjà toute petite n'avait pas profité un instant de la douce brûlure du vent salé sur ses joues, trop occupée à vérifier que son frère tenait bien les câbles de sécurité et ne risquait pas de passer par-dessus bord.

Maman comme moi, sans jamais vraiment en discuter, avions compris qu'il fallait le protéger.

Le bal des pédopsychiatres, tous plus mauvais et odieux les uns que les autres pendant de nombreuses années, ne faisait que renforcer notre sentiment d'impuissance. Entre l'un qui suggérait que tout cela viendrait des absences répétées de ma mère et l'autre qui mettait bien au contraire tout sur le dos d'un comportement soi-disant trop protecteur. L'un voulait que nous le gardions tout le temps auprès de nous, l'autre voulait l'endurcir en l'envoyant seul en colonie de vacances à l'autre bout de la France. Vous noterez au passage que bien entendu tout était toujours la faute de la mère. Je vous aurais bien dit que cela a changé depuis cette époque, malheureusement j'ai encore régulièrement des témoignages qui reproduisent au mot près ce que nous avons vécu.

Édouard a travaillé sans relâche sur ses angoisses, peu aidé par ces professionnels. Il s'est battu et nous l'avons soutenu autant que possible.

Il est passé d'un frêle adolescent qui faisait les cent pas dans la mer des Caraïbes à Sainte-Anne pendant les vacances en récitant à voix haute ses exercices de maths, se triturant les mains, à un jeune homme entouré, avec une mémoire phénoménale, passionné de voyages et de gastronomie.

Il sera toujours un peu différent mais les mots posés sur son diagnostic nous ont aidés à mieux le comprendre et ceux mis sur notre rôle à mieux communiquer.

C'est pour cela que lorsque j'entends des aidants me dire « mais je suis juste la fille, l'épouse », j'ai toujours eu envie de répondre, sans jamais avoir osé jusqu'ici : « Je sais, j'étais juste la sœur. »

Mais en fait, j'étais plus que cela. Et lui a été plus que mon frère à chacune de mes crises. Maman a été plus que notre mère. Et nous en retour, lorsqu'un accident l'a clouée au lit plusieurs mois il y a quelques années, avons été ensemble, avec nos forces et nos faiblesses, un peu plus que des enfants. Et c'est très bien comme cela.

Le reconnaître n'enlève absolument rien aux relations qui existent. L'aide n'est pas quelque chose qui soustrait. C'est de l'amour en plus. Différent.

Être capable d'ajouter ce mot supplémentaire permet justement de protéger ce lien. Parce qu'à se jeter à corps perdu dans l'aide, on en oublie parfois d'aimer encore. Le cœur a de la place pour tout le monde, il n'a pas de limite. Mais le corps et le système nerveux, eux, en ont.

J'ai trop vu d'aidants se transformer en soignants, recouvrant d'une blouse blanche imaginaire l'impuissance, l'angoisse, la souffrance de voir la personne qu'ils aiment se tordre de douleur ou sombrer, sans rien pouvoir faire d'autre que de tenter d'agir, distribuer des comprimés, dispenser des soins intimes… Il n'y a en soi rien de mal à participer à la prise en charge – si tant est que l'on soit formé pour cela –, mais surtout que cela ne devienne pas la seule manière que l'on ait d'être présent. Car le risque est réel de reléguer au second plan la relation, loin derrière le soin.

Accepter d'être aux côtés de l'autre, d'être un soutien dans la douleur, sans anesthésier nos sentiments, traverser la tempête et renoncer au contrôle, être assez solide pour être simplement là, voilà ce qui manque à tant de binômes aidant-aidé.

Les patients n'ont pas besoin d'un soignant supplémentaire, de quelqu'un qui tente de résoudre tous les problèmes (sauf s'ils le demandent explicitement).

Les aidants n'ont pas besoin qu'on les protège en leur cachant la vérité.

Mais tout cela s'apprend. Ensemble.

15

Pas à pas

Apprendre à partager sa douleur est une des expériences les plus complexes qui soient, en particulier lorsqu'elle est une vieille connaissance que l'on décide de présenter à un nouveau venu. Lorsque nos proches la découvrent en même temps que nous, leurs habitudes pour y faire face et nous accompagner naissent et se développent en parallèle des nôtres. Mais lorsque quelqu'un entre dans notre vie alors que la maladie s'est bien installée, l'équilibre peut être plus périlleux à trouver, pour l'autre comme pour nous. Il se construit un petit pas hésitant après l'autre, avec des trésors de patience, d'astuce et de bienveillance, de ceux qui prennent leur temps pour durer toute une vie.

J'échange avec Anaïs depuis plusieurs années *via* la plateforme Instagram[1]. Jeune infirmière de 35 ans, elle y raconte son quotidien avec une spondylarthrite ankylosante. Je l'ai découverte en 2019 alors qu'elle courait le marathon de Genève en poussant un fauteuil roulant

1. @nimoot

avec le slogan « On m'a prédit des roulettes, j'ai préféré les baskets ». Tout à fait le genre de femme que j'ai immédiatement appréciée et qui a attisé ma curiosité. Son histoire et son caractère transparaissaient derrière cette défiance rafraîchissante. Je l'ai vue au fil des années partager ses épreuves, instants de bonheur et bientôt sa relation avec son mari Andy. En écrivant ce livre, il me parut évident de leur demander à tous deux de prendre un peu de temps pour échanger et débattre, eux dont l'histoire résonnait à la fois du fait de sa proximité avec la mienne mais également par son contraste avec les centaines d'autres, tous ces témoignages de patientes seules ou isolées dans des relations que la douleur et la maladie avaient rongées comme le goutte-à-goutte d'un acide qui creuse de sa brûlure une plaie béante que rien ne peut refermer.

Avant de rentrer dans le détail du quotidien, laissez-moi vous donner quelques lignes de contexte. Anaïs a toujours souffert, depuis son enfance et d'aussi loin qu'elle s'en souvienne. Comme tant d'autres, il lui faudra plus de dix ans pour pouvoir nommer ce dont elle était atteinte. Additionnant les rendez-vous médicaux, elle ne sera ni écoutée ni prise au sérieux. Un médecin lui dira même : « Vous avez bien le gène HLA B27[1] mais impossible que vous ayez une spondylarthrite ankylosante, sinon à 30 ans vous serez en fauteuil. » Le cynisme de Dr House sans son talent diagnostique…

Le brouillard du doute médical commença à se dissiper le jour où la jeune femme de 22 ans à l'époque

1. Gène fréquent dans la spondylarthrite ankylosante.

s'effondra en plein bloc opératoire où elle travaillait, à la suite de l'hémorragie provoquée par la perforation d'un ulcère. Comment en arrive-t-on à rompre un ulcère à cet âge, vous demandez-vous peut-être ? La réponse est simple. À force d'avaler des anti-inflammatoires pour tenter de maîtriser la douleur permanente et lancinante qui lui déchirait le bassin depuis des années.

Anaïs fit la rencontre d'Andy à peine dix jours avant ce moment charnière, une coïncidence temporelle comme il n'en existe que dans les romans. Quitte à bouleverser la vie de notre héroïne en manquant de la tuer, ce qui la mettra enfin sur la piste de sa maladie, il semblait de bon ton d'ajouter concomitamment sa rencontre avec le compagnon d'une vie dans la même quinzaine.

Croisé au ski lors de ses vacances, Andy avait en tout et pour tout passé trois jours avec la jeune femme lorsqu'elle fut opérée de toute urgence. Chacun était rentré chez soi le cœur plein et l'espoir suspendu à une promesse de se revoir très vite. Au bout de quelques jours, la conversation se rompit brutalement et le silence de la Française inquiéta son nouveau partenaire irlandais. Une fois sortie d'affaire, Anaïs rassembla ses forces pour expliquer en quelques phrases la situation. Le sang du jeune homme ne fit qu'un tour.

Une semaine plus tard, une permission de retour à domicile fut accordée sous une seule condition : retourner vivre chez ses parents pour plusieurs mois, dans leur petit village isolé, afin de ne jamais rester seule. Andy se retrouva donc face à un dilemme qui en aurait fait reculer plus d'un. Arrêter là ce qui serait une amourette de vacances… ou venir en France pour la revoir et rencontrer donc immédiatement sa famille.

Vous l'aurez deviné, ayant mentionné plus tôt qu'ils étaient mariés, Andy a sauté le pas et tous deux se sont plus jamais lâchés.

Cela ne signifie pas pour autant que leur histoire fut simple. Je ne suis d'ailleurs pas certaine qu'il existe de véritable amour sans la moindre complication.

Leurs débuts furent tâtonnants, partagés avec cette maladie dont le diagnostic était proche d'être découvert. La jeune femme parlait alors peu de sa douleur. Tout juste laissait-elle échapper parfois « j'ai mal au dos ». Son humeur variait au gré de l'intensité de sa présence, ce que le jeune homme comprit d'instinct assez rapidement.

Alors que leur relation se renforçait, Anaïs fit ce que peu de patients osent dans cette situation. Elle décida de fournir à son compagnon tous les éléments médicaux la concernant, les réunissant dans un classeur rose. Préparé avec beaucoup de soin et sûrement autant d'appréhension, il fut remis avec amour et sans la moindre pression au jeune homme afin qu'il puisse la découvrir doucement.

Ce qu'il y a de bien avec les écrits plutôt que les conversations, en particulier aussi tôt, lorsque l'on en est encore aux balbutiements sacrés de la connaissance de l'autre, ces moments où chacun craint de trop dévoiler, trop vite… c'est que l'autre peut prendre le temps de lire une fois, deux fois, parfois plus, d'intégrer toutes les informations à son rythme, de ressentir en paix et sans témoin, d'imaginer, de se projeter, de s'inquiéter, de douter, de s'interroger sans peur de faire fuir l'autre.

Lorsque l'on partage son histoire, comme Anaïs, c'est avec bien souvent cette pensée qui nous hante, cette question qui s'accroche, qui retient le bonheur en otage comme une corde empêche la montgolfière de s'envoler. « Tu veux m'aimer… Voilà à quoi cela peut ressembler. Tu es sûr ? »

Nous donnons nos textes, nos classeurs, le cœur battant et les yeux fermés comme attendant l'impact, le recul, la fuite qui nous apparaîtraient si compréhensibles et pourtant tellement injustes. Certains feront même le deuil par anticipation de leur relation naissante en patientant.

La réponse peut arriver vite, être la respiration soudaine que l'on n'avait pas réalisé retenir, ou prendre du temps. Dans le cas d'Andy… il lui fallut plus d'un an et demi pour sortir du déni qui le gardait prisonnier et ouvrir le fameux classeur rose. Le couple traversait alors une mauvaise passe et le jeune homme réalisa que, si les rôles avaient été inversés, il aurait sûrement beaucoup souffert que sa compagne ne lise pas ces pages qui racontaient une partie si difficile de son quotidien. Cette prise de conscience salutaire le poussa bien plus loin que la lecture du dossier médical. Il commença à se renseigner sur la maladie, les traitements, les symptômes. À accompagner Anaïs chez le spécialiste pour poser des questions, comprendre comme s'impliquer. Aujourd'hui il lui donne un vrai coup de main pour réaliser ses injections qui sont certaines fois très douloureuses.

Il faut dire que notre spondylarthrite est parfois déroutante – comme de nombreuses maladies chroniques. Je raconte souvent en riant que chacune de mes articulations mène une vie indépendante. Pas facile d'expliquer que je puisse être réveillée au milieu de la nuit par un poignet ou un genou soudainement en feu alors que quarante-huit à soixante-douze heures plus tard tout sera redevenu comme avant. Chaque moment est une loterie par ici, avec heureusement bien plus de bons jours que de mauvais.

La remise en question qu'a su opérer Andy est ce qui manque à tant de partenaires dont les patients me parlent sans arrêt. Plusieurs m'ont même confié ne plus pouvoir habiter au même étage de la maison que leur époux car celui-ci ne supportait pas de les voir souffrir – ou pire, était dérangé par leur douleur. Lorsque nous en avons discuté tous les deux, notre échange a rapidement dévié sur la peur et je lui ai donc parlé de ma réaction de toute jeune femme face aux derniers mois de ma grand-mère. Il eut quelques mots très justes, comprenant à la fois l'angoisse et l'impuissance causées par la souffrance de quelqu'un que l'on aime… et critiquant assez vertement le manque d'évolution de ces cinquantenaires ou soixantenaires, censés avoir une intelligence émotionnelle plus mature que celle que l'on a à 20 ans et ne s'étant pourtant pas engagés dans le moindre travail sur eux-mêmes. Il me confia avoir été également complètement ignorant au début de leur relation mais avoir réalisé l'importance de faire l'effort de grandir pour ne pas perdre celle qu'il voyait déjà comme la femme de sa vie et pour la soutenir comme elle le méritait.

Il est vrai que bien des conjoints aimants se sentent en échec devant la douleur de l'autre et cela peut être extrêmement difficile à vivre. Ce qu'il faut pourtant réaliser est que l'absence de solution pratique ne signifie pas que l'on n'aide pas. Qu'une voix au téléphone, une épaule sur laquelle se reposer, une présence soulagent parfois bien plus à elles seules qu'un antalgique. Que de faire en sorte que nous ne nous sentions pas seuls à ce moment est un cadeau que tant d'entre nous rêveraient d'avoir… Que vous êtes bien plus précieux que vous ne le réalisez.

Si aider s'apprend… être aidé aussi.

Nous avons tous entendu quelqu'un nous dire, promettre, jurer parfois qu'il serait à nos côtés lorsque nous aurions besoin de lui, pour que le moment venu, seuls le silence et l'absence nous tiennent compagnie. Notre conscience aiguë de la maladie et de son poids au quotidien nous pousse souvent à la plus grande méfiance… Les paroles lancées sans y croire vraiment ne font que la renforcer. Ce manque de confiance n'est pas dirigé envers celui qui nous aime. Il est plutôt tourné vers nous ou alors vers l'univers. Avons-nous mal interprété les choses ? Nous sommes nous autorisés à croire trop vite ? Est-ce trop beau pour être vrai ? Le rationnel et son contraire luttent en permanence dans nos esprits pendant des semaines, parfois des mois. Pendant ce temps, notre réflexe est bien souvent de refuser toute aide, voire de ne pas en demander. Quand arrive quelqu'un qui a vraiment envie de nous aimer tout entier, douleur incluse… nous ne savons plus comment nous laisser faire. À la manière d'une tortue bien protégée dans sa carapace qui pointe une première fois le bout de son nez à l'extérieur quelques secondes avant de replonger immédiatement, puis une deuxième fois un peu plus longtemps… et finit après de nombreuses tentatives par réaliser que peut-être, maintenant, elle est en sécurité, ce sont des heures, des jours, des semaines que nous passons à nous demander si nous avons tout inventé ou si nous avons enfin le droit de nous laisser aimer pour de vrai.

C'est une première crise que l'on taira complètement, une deuxième lors de laquelle nous hésiterons, une troisième où nous nous autoriserons un message de quelques lignes que nous aurons mis trente minutes à rédiger. Le silence lors de ce processus n'est pas un manque de confiance, il est la reprogrammation à pas de tortue de tout ce que nous avions appris jusqu'ici.

Un sentiment assez incroyable, une joie quasi enfantine devant chaque petite avancée sur un sol nouveau et qui ne s'effondre pas sous notre poids. Si vous avez la chance de connaître ces moments, partagez-les à votre manière avec celui ou celle qui vous les fait vivre. Ils ont le droit de savoir l'impact qu'ils ont sur vous. Ne les privez pas de cette réalisation…

Une fois cet équilibre bâti, vous êtes prêts à tout traverser ensemble. Andy me confiait d'ailleurs ne pas être inquiet pour son avenir avec Anaïs. Non pas parce que la maladie allait disparaître, mais parce que tous deux avaient appris à faire face ensemble. À s'adapter. À s'aimer malgré tout. À tester, inventer, innover.

Elle comme moi – ainsi que tant d'autres patients – avons développé une bonne connaissance de notre pathologie. Nous savons ce qui fonctionne, ce qui doit être fait, nous avons compris comment nous adapter, comment réagir. Andy la soutient dans ses routines, même lorsque ce n'est pas pratique, même lorsque chacun préférerait se consacrer à autre chose. Elle court, je marche. Chacune son mouvement, tant qu'il est efficace !

Certains auront d'ailleurs pu me croiser en train de faire les cent (ou plutôt dix mille) pas à des heures parfois étonnantes dans les parkings exigus d'hôtels à l'autre bout de la planète, comme sur le petit chemin de terre en bas de chez moi. Quand il faut, il faut !

Le jeune homme a également tenu tête aux quelques proches qui se sont inquiétés au tout début de leur relation du poids que la maladie pourrait représenter pour lui dans le futur. Aujourd'hui cependant, plus aucun ne doute car Anaïs fait partie de la famille et chacun veille sur elle avec amour.

Ces petits gestes, ces attentions, cette manière d'anticiper sans rien dire, de protéger même de loin, d'être présent avec patience bouleversent le quotidien d'un patient bien plus que de grandes déclarations. Jean de La Fontaine avait raison, mieux valait parier sur la tortue…

16

Revivre

J'ai bien conscience qu'en lisant le chapitre précédent vous n'avez pas tous souri. Espéré. Été soulagés. Que certains ont traversé ces pages la gorge serrée, cherchant peut-être à étouffer la petite voix qui leur murmurait avec douleur « cela ne marche pas comme cela pour moi... », ou peut-être encore « cela n'est pas pour moi... »

Je sais que pour une partie d'entre vous l'idée d'un binôme soudé se heurte à une réalité. La solitude. Pas forcément au sens littéral. On peut se sentir plus seul à deux.

J'ai lu les centaines de messages me décrivant chacun à leur manière cette impression violente de ne pas compter assez aux yeux de l'autre pour qu'il perçoive votre souffrance.

J'ai compris dans les récits de tant d'entre vous le vide, le désespoir de ne pas être vu, écouté. La rage, l'injustice de voir sa douleur banalisée. De subir de petites phrases ignorantes – ou non – plus tranchantes que le scalpel le plus affûté.

« C'est dans ta tête. »
« Tu exagères. »
« Prends sur toi. »
« Fais un effort. »
« Bouge, ça ira mieux. »
« Tu es trop sensible. »
« Tu t'écoutes trop. »
« C'est de ta faute. »
« Tu n'as qu'à agir. »

Cette maltraitance n'est bien souvent pas intentionnelle. C'est ce qui la rend parfois si complexe à reconnaître et si dure à quitter.

La méchanceté répétée de l'autre crée souvent un réflexe de survie lorsqu'elle devient indéniable, que l'on ne peut plus se convaincre qu'il ne souhaite pas nuire. Mais lorsqu'elle est lente, insidieuse et surtout que l'on arrive à se persuader qu'elle n'est qu'un manque de connaissance, une incompréhension… Tant que l'on parvient à rationaliser le comportement de l'autre, alors notre tolérance à la torture infligée petit à petit grandit autant que celle de notre corps face à la maladie.

Personne ne mérite de voir sa douleur niée.
Personne ne mérite de voir son épuisement normalisé.
Personne ne mérite de se sentir invisible.

Parfois, poser des limites ne suffit pas. Il arrive que l'autre, consciemment ou non, les ignore. Peu importe la raison, le résultat est le même. La souffrance aussi.

Celle de la jeune femme qui pleure en silence le soir dans son lit car son partenaire n'a pas su ou pas voulu la soutenir.

Celle de la mère qui a disparu dans l'ombre du supplice de son enfant et à qui personne n'a plus prêté d'attention depuis bien trop longtemps.

Celle de l'aidant qui a donné chaque petit morceau de lui jusqu'à finir invisible.

Celle du patient qui a étouffé sa douleur par loyauté ou crainte pendant tant d'années qu'il ne sait plus respirer.

Le déséquilibre, cette impression que nos besoins sont trop, trop forts, trop lourds, trop bruyants, trop imposants, ce hurlement silencieux, éteint. Parfois, il tue.

Je n'oublierai jamais les mots de cette adolescente qui m'a raconté sa tentative de suicide. Sa perte de conscience, assommée par les médicaments. Le moment où elle a ouvert les yeux à nouveau, dans le brouillard de l'ambulance. Ce sentiment de devoir partir. Plus de quitter le monde, juste sa famille.

Cela faisait des années que ses parents refusaient d'entendre parler de sa dépression. Qu'ils lui intimaient de ne pas être si sensible, de bouger, d'être forte. Les mots tuent. L'absence d'empathie aussi.

Elle est partie. Et lorsque je lui ai écrit que sa seule priorité devait être elle-même, elle me répondit étonnée que personne ne lui avait jamais dit cela auparavant. Et quelque temps plus tard, elle m'envoya un message pour me préciser que j'avais, ce jour-là, sans le vouloir, nommé une partie de ce qui était en train de la faire disparaître.

Alors j'ai pensé important de vous en parler aussi.

Cette lente érosion de vous, lorsque l'amour que l'on vous porte semble toujours conditionné à votre comportement ou vos performances, absent ou encore suffisant pour subsister mais pas pour vivre vraiment, n'est pas l'unique possibilité que vous avez.

Je sais à quel point il sera difficile d'entendre ce que je vais vous dire.

Certains d'entre nous ne sont pas assez aimés et s'en contentent. D'autres ont perdu dans des années de bataille une partie de leur amour pour eux-mêmes si grande qu'ils pensent ne pas mériter mieux que ce qu'ils ont aujourd'hui.

Je ne vous jugerai jamais. J'en ai fait partie. Et j'ai simplement envie à cet instant de vous prendre dans mes bras. Vous avez le droit de dire que vous n'en pouvez plus. Même si les conséquences vous paraissent immenses, même si vous ne voyez pas encore de solution pratique pour vous en sortir, pour rebondir, même si votre courage vous semble tellement épuisé par des années à vous battre pour les miettes de ce que vous méritez, même si votre voix tremble, même si vous avez peur, même à voix basse d'abord, pour vous-même, vous pouvez demander : « Et moi, alors ? »

Revivre malgré la douleur ne veut pas toujours dire le faire avec quelqu'un.

Cela signifie d'abord et avant tout retrouver ce que tant d'entre nous ont perdu, notre amour de nous-mêmes. J'ai été interpellée il y a quelques années par une phrase entendue dans une chanson que j'ai réécoutée en écrivant ce chapitre car elle me faisait penser à son message.

« *There's many different ways that you can kill the one you love. The slowest way is never loving them enough*[1]. »

C'est bien entendu vrai dans le cadre d'une relation mais c'est surtout profondément juste vis-à-vis de soi. La meilleure et plus certaine façon de se perdre petit à petit est de ne pas s'aimer assez.

Alors à ces paroles, je voudrais aujourd'hui ajouter un corollaire qui est ce que je nous souhaite à tous : « Il y a de nombreuses manières de faire revivre quelqu'un que l'on aime. La plus sûre d'entre elles reste de l'aimer encore plus que ce qu'il pense mériter. »

Que vous soyez seul, envisagiez de le redevenir ou que vous ayez la chance d'être accompagné d'une personne prête à faire de son mieux à vos côtés, j'aimerais que vous n'oubliiez pas ces mots.

Les premiers pas de ce « revivre » ne se trouvent pas dans un regard extérieur mais dans celui que vous

1. « Il y a de nombreuses manières de tuer celui que l'on aime. La plus lente d'entre elles est de ne pas l'aimer assez. », *High Infidelity*, par Taylor Swift.

porterez sur vous. Et s'il est plus simple de s'observer enfin avec tendresse lorsque l'amour d'un autre est là pour nous rattraper, nous avons tous le pouvoir de décider de nous pardonner, de nous aimer et ensuite, parce que c'en est la conséquence directe, de demander mieux.

Nos relations déséquilibrées comme la société dans laquelle nous vivons comptent sur notre manque d'estime de nous pour survivre. Ne leur offrons pas ce cadeau.

Troisième partie

Plus jamais

17

L'ignoble hiérarchie de la douleur

« Tous les hommes naissent libres et égaux en droits », nous dit depuis 1789 la Déclaration des droits de l'homme et du citoyen. À un droit près, celui de souffrir.

Toutes les douleurs ne se valent pas dans l'œil de notre société qui a perdu – mais l'a-t-elle déjà vraiment eu – la moindre capacité de compassion.

Ce déséquilibre entre pathologies quasi célébrées et maladies tues, cachées de force dans les recoins sombres où elles ne seront pas vues, à la manière du désordre que l'on enferme dans le premier placard venu par honte que notre visiteur ne l'aperçoive, est non seulement une des plus grandes injustices de notre époque mais d'une cruauté sans nom envers les patients comme leurs proches.

Notre société efface tous les aspects négatifs de certaines souffrances pour se concentrer uniquement sur ceux qu'elle considère comme un bénéfice.

L'exemple le plus frappant est le traitement réservé aux troubles du comportement alimentaire et en particulier à l'anorexie.

Adolescente dans les années 2000, alors que Bridget Jones et sa taille 38 était jugée obèse et la célèbre phrase de la mannequin Kate Moss « *Nothing tastes as good as skinny feels*[1] » placardée sur une immense majorité de réfrigérateurs, je vois aujourd'hui avec un mélange d'horreur et de stupeur revenir cette mise en valeur de la maigreur dans le monde de l'ultra-luxe, sur les réseaux sociaux où des tendances comme le hashtag #skinnytok voient défiler des vidéos et slogans plus violents les uns que les autres pour convaincre jeunes filles et garçons de s'affamer. La maigreur est le statut social ultime. Qu'importe la souffrance de ces patients qui vomissent leur haine d'eux-mêmes et ne sont heureux que lorsqu'ils parviennent à s'effacer encore un peu plus.

Lorsque j'étais petite, une amie de ma mère s'occupait régulièrement de nous. Elle était maigre au possible et moi bien ronde pour mon âge. Elle se nourrissait quasi exclusivement de yaourt 0 % et de galettes de riz nature. Tout le monde trouvait cela normal. Je me sentais difforme. Personne n'a vu sa souffrance, ni la mienne par ricochet, causée par ses remarques incessantes.

Il a fallu que, lors de mon externat de médecine, vers 20 ans, j'effectue un stage de quelques mois en unité d'hospitalisation de pédopsychiatrie, que je rencontre de jeunes malades dont la vie ne tenait qu'au fil de leur

1. « Rien n'a meilleur goût que la minceur. »

sonde nasogastrique[1], que j'entende le raisonnement que l'anorexie leur faisait exprimer pour enfin comprendre, avec dix ans de retard, qu'elle ne m'avait jamais voulu de mal. Qu'elle était en réalité rongée par la même maladie que les adolescentes de mon service. Que cela n'était pas sa faute mais celle de sa douleur et, surtout, que nous étions tous passés à côté.

Notre société des apparences a réussi l'impossible : rendre glamour vomi, dents rongées par l'acide, pourvu que les vêtements tombent joliment sur les silhouettes décharnées. Une douleur photogénique n'existe pas vraiment. Pire, elle en vaut la peine.

Cette hiérarchie ne concerne pas que le poids. Elle touche tout ce qui semble améliorer l'être humain, le rendre plus fort, plus puissant, plus vivant et, bien entendu, son contraire. Tant que l'homme paraît augmenté, ce qui le pousse dans ses derniers retranchements n'a pas d'importance. On valorise, on enfonce. Le fort, le faible.

En crise maniaque ? Quelle imagination, quelle créativité !

Dépressif et au fond du lit ? Fainéant.

Accro à la cocaïne ? Quelle énergie, quelle force de travail !

Alcoolique ? Incapable.

Car face à ces pathologies – trop peu souvent traitées comme telles, car cela teinterait de gris l'éclat de la

1. Tuyau inséré dans le nez et servant à nourrir les patients.

puissance – se trouvent celles qui provoquent la honte, le dégoût. Celles que l'on n'affiche pas sur la couverture des magazines. Bien souvent, des maladies mentales. Celles que tant ne comprennent pas. Celles qui font peur, parfois. Et les stigmas que l'on y accole : bipolarité, dépression, schizophrénie, démences et tant d'autres. L'ignorance qui humilie plutôt que de chercher à apprendre.

Écoutez parler avec dégoût du « schizo » comme était articulé avec mépris le « lépreux » il y a des siècles. Avec la même idée en tête, d'ailleurs, le même objectif évident, peu importe l'époque : l'enfermement. Car la différence, la souffrance, d'un siècle à l'autre, lorsqu'elles nous sont trop intolérables, ne méritent bien entendu que l'exil.

Nous commençons à peine à rencontrer des patients assez courageux pour oser partager leur quotidien, des aidants assez téméraires pour raconter la douleur malgré la honte avec laquelle notre société tente de les bâillonner. Au moment où j'écris ces lignes, Nicolas Demorand vient tout juste de briser le silence autour de la bipolarité avec son livre *Intérieur nuit*[1].

Nous ne pouvons plus nous satisfaire de notre ignorance ni l'utiliser pour justifier le dénigrement, l'humiliation des patients souffrant de troubles de santé mentale. Nous ne pouvons plus accepter ce paradigme, ces douleurs moins dignes que d'autres.

Beaucoup m'ont demandé ces derniers mois : « Mais souffre-t-on vraiment lorsque c'est dans la tête ? » Oui.

1. Nicolas Demorand, *Intérieur nuit*, Les Arènes, 2025.

Tellement plus que vous ne pourriez – je vous le souhaite – l'imaginer.

Je ne serai jamais capable d'oublier le corps de cette adolescente que je devais ausculter, toujours lors de ce stage en pédopsychiatrie. Les externes assistaient aux consultations mais étaient également en charge de la « santé physique » et nous avions donc régulièrement des examens cliniques à réaliser. J'avais été prévenue en amont. « Surtout ne montre pas de réaction. » Je n'avais pas bien saisi. La jeune femme allongée devant moi sur la table était bavarde et souriante. Je ne voyais rien d'inhabituel… Jusqu'à ce qu'elle enlève son pull et son jean, croisant mon regard avec une interrogation qui semblait me dire : « Vas-tu oser regarder ma souffrance dans les yeux ? Vas-tu rester ? » Sur chaque centimètre de peau généralement couvert par ses vêtements, je pouvais maintenant lire les centaines, les milliers peut-être de hurlements qu'elle n'avait pas pu ou pas su exprimer différemment qu'en les gravant à la lame dans sa chair d'enfant.

Parvenez-vous à concevoir que l'on souffre tellement que l'on en arrive à préférer ressentir un cutter trancher sa propre peau, à être soulagé par le rush d'adrénaline et par la distraction de la blessure à vif qui fait oublier l'espace d'un instant le gouffre qui nous avale vivant ? Sûrement pas. Cela ne signifie pourtant pas que cela ne soit pas une réalité.

Qu'il n'y ait pas, chaque jour, des souffrances mentales si intenses que le désespoir emporte la vie. Cela n'a rien d'une faiblesse. Survivre à une dépression est aussi « valeureux » que de réchapper d'un cancer. Les deux peuvent être mortels. Un seul génère de la compassion.

La santé mentale n'est pas seule à souffrir du tabou, de la méconnaissance, du dégoût. Les maladies de la sphère intime, celles du transit, des excréments, des colostomies, du corps qui lâche, qui tache, qui semble moins digne à ceux qui observent de loin, sont maintenues prisonnières d'un silence gêné. Cette fausse pudeur qui cache notre rapport au corps déformé par la norme de la perfection nous atteint tous, moi y compris. Il a fallu attendre la relecture de mon livre pour que j'ose vous dévoiler que le cancer dont souffrait ma grand-mère était colo-rectal. Pourquoi ? Pour protéger son image ? Sa maladie serait-elle moins noble que d'autres ?

Je suis restée un instant interdite en réalisant que j'avais moi-même inconsciemment participé à ce classement, à cette différenciation.

Le vice de la hiérarchie des douleurs s'étend, comme un glacier, à perte de vue.

Vous souffrez d'une pathologie qui pourrait venir « de votre tête » ? Outre le ridicule de l'expression car toute douleur provient du cerveau, que signifie-t-elle donc vraiment ? Que vous l'inventez ? Dommage en tout cas pour vos symptômes bien existants car la psychiatrisation quasi systématique de toutes les pathologies qui s'approchent trop de l'incompréhensible pour la médecine vous rendra quasiment invisible pour vos pairs comme pour vos soignants. Avec en bonus régulièrement les conseils mal avisés de ceux qui considèrent que vous êtes responsable de votre état.

Vos douleurs sont invisibles ? Pas de chance non plus. Préparez-vous pour le doute sans fin des regards qui vous entourent de loin – et malheureusement parfois de près –, pour les batailles odieuses autour de sujets qui paraissent insignifiants à tant mais ne le sont pas pour vous, comme la carte d'invalidité. Vous n'avez pas l'air d'avoir mal, après tout pourquoi vous en donnerait-on une ? Pour quelle raison vous laisserait-on passer ? À multiplier par cent si vous avez la malchance d'être jeune en plus de tout cela. Car il est bien connu que la douleur épargne les moins de 40 ans.

Cette hiérarchie mortifère pousse au plus absurde des classements. Qui est le plus à plaindre ? Qui peut-on oublier ?

Combien de fois un patient venant de recevoir le diagnostic d'une maladie chronique lourde, peu connue, sans traitement réellement efficace devra-t-il entendre : « Au moins tu n'as pas de cancer », plutôt que d'être soutenu ?

Combien de fois devra-t-il choquer en répondant : « J'aurais préféré », pour que son interlocuteur réagisse et donc lui faire comprendre la gravité de sa situation ?

Et combien de ceux ayant réellement eu un cancer, étant en rémission, le corps bardé de séquelles à vie, se verront dire : « Au moins tu n'es pas mort » ?

Comment pouvons-nous tolérer aujourd'hui que des centaines de milliers, des millions peut-être, de patients se sentent si isolés devant leur pathologie qu'ils en arrivent, de désespoir, à souhaiter un cancer à la place ?

Pas parce que cela serait moins difficile à vivre, mais parce qu'au moins ils n'auraient pas à l'affronter seuls ? Comment acceptons-nous que, dès lors que le pronostic vital n'est plus engagé, tout soutien, tout intérêt disparaisse ?

Combien m'ont confié que de leurs proches, de leur entourage plus large, les seuls à avoir été présents pour eux, aux heures les plus sombres de leur maladie, étaient justement d'actuels ou anciens patients atteints de cancer, sachant ce que souffrir signifie et horrifiés de l'absence de soutien, d'intérêt, de compassion…

Comment a-t-on pu arriver à ce que le cancer – actif – soit en quelque sorte devenu le baromètre de la qualité des prises en charge, de la compassion et de l'accompagnement ? Et qu'une fois les patients en rémission, peu importe leur état, ils reprennent leur place dans la foule des ignorés ?

Réalisez-vous le sentiment de culpabilité, la colère que peuvent éprouver ces malades qui luttent déjà pour leur vie et se retrouvent sans cesse comparés à d'autres, comme s'ils avaient gagné à la loterie des pathologies, simplement parce qu'eux sont soutenus comme chacun mériterait de l'être ? Et l'angoisse de cet après, peut-être marqué à vie et solitaire ?

Jetez un œil aux réseaux sociaux dans les discussions autour de la douleur chronique.

« Peine de mort » contre « peine à perpétuité ». Les images sont fréquentes, les expressions choquent.

Comment a-t-on laissé un si grand nombre de patients sur le bord de la route ? Comment peut-on manquer à ce point d'éducation et d'empathie que tant d'entre eux n'ont plus que ce moyen pour exprimer leur souffrance que nous ne savons plus entendre ?

Les patients qui pensent ainsi ne sont pas à blâmer, leurs proches non plus. Notre société est entièrement responsable, par sa compassion sélective, d'avoir monté les douleurs les unes contre les autres.

De la même manière que nous avons plus ou moins consciemment classé les pathologies en fonction de la peur qu'elles nous inspirent, nous avons bien souvent également désigné les bons et les mauvais malades. La hiérarchie se retrouve dans le jugement de la manière de vivre – ou survivre – son quotidien de souffrance. Les stoïques contre les soulagés. Ceux qui prennent sur eux, qui ne posent pas de problème, ne dérangent pas et ceux qui osent dire qu'ils ont mal, réclamer que l'on calme corps et esprit, au prix parfois de cris, de suppliques, de hurlements. La douleur gène lorsqu'elle est vivante. On l'admire lorsqu'elle semble sous contrôle. La violence du message est intolérable. Sois sage, Ô douleur de l'Autre, et tiens-toi plus tranquille, car ton existence m'effraie et me dérange. Baudelaire aurait peut-être été effaré de la manière dont nous moralisons aujourd'hui la souffrance.

Je vais vous raconter le moment où j'ai eu pour la première fois l'idée d'écrire ce livre. J'étais au téléphone dans un taxi avec un bon ami, en route pour l'enregistrement d'une émission. Je venais de lui expliquer avoir dû avaler un comprimé pour calmer des symptômes avant d'arriver en plateau. Sa réponse fut : « Tu prends trop de médicaments. Moi je n'en consomme jamais. As-tu essayé la méditation ? »

Ma réaction immédiate fut de me dire que si j'avais écrit un livre sur le sujet et que cet ami avait été dans la voiture avec moi ce jour-là, il l'aurait sûrement reçu en plein visage.

Je n'ai pas raccroché immédiatement, en tout cas pas assez rapidement pour ne pas entendre une expression qui me glaça : « antalgie de confort ». Cela signa la fin immédiate de l'appel. Mais que j'ai pu repenser à ces mots ! Je sais très bien qu'il essayait – extrêmement maladroitement – de me dire qu'il s'inquiétait pour moi. Mais la brûlure de cette formulation me laissa sans voix un instant. Comme si souffrir était digne et demander à être soulagé dégradant. Comme si rester stoïque vous rendait supérieur. D'ailleurs, ouvrez un dictionnaire des synonymes et cherchez ce mot. Vous trouverez « courageux » à ses côtés.

Pas de répit. Il faut des forts et des faibles partout, même là. Même dans les circonstances les plus tragiques. Et pourtant, quelle ironie… La manière de percevoir la douleur de l'autre est avant tout le reflet de sa peur d'en être atteint.

Les adeptes de la maîtrise d'eux-mêmes, de l'invulnérabilité, ceux qui se pensent plus durs, invincibles sont en réalité les plus effrayés d'entre nous. Ils crèvent de trouille qu'un jour arrive leur tour et cachent leur angoisse derrière leur conviction de super-héros de pacotille. Intouchables. Mais par qui ? La vie ? La mort ? Personne n'est épargné.

Je me souviens de tous ceux qui se vantaient, sur les plateaux comme au quotidien, de ne rien risquer pendant les mois les plus sombres de la pandémie de Covid-19. Persuadés que c'était une maladie d'affaiblis, de vieux, de vulnérables, bref, de faibles. Je n'oublierai pas les regards, les sourires en coin, carnassiers parfois. La quasi-jouissance chez certains de prendre, de conquérir cette fausse immunité, ce pouvoir, avec leur soi-disant force.

Il n'y a pourtant pas plus impuissant qu'un homme se pensant immortel.

Aucun patient ne devrait jamais voir sa douleur niée.

Aucun aidant ne devrait se sentir comme un proche de seconde zone en fonction du diagnostic de celui qu'il aime.

Notre douleur nous appartient et elle est légitime.

Je ne supporte plus cette hiérarchie, cette négation qui abîme tant de nous, isole, aggrave, détruit, nous monte les uns contre les autres. Nous méritons bien mieux que cela. Mais personne n'ira le réclamer à notre place. Souffrir a rendu trop d'entre nous silencieux. Notre faiblesse n'est pas dans nos maladies mais dans notre absence. Dans notre disparition de l'espace public.

Je sais l'épuisement, la lassitude. L'impression de ne plus avoir assez de force pour se battre pour soi-même, alors pour les autres ?

Et pourtant, nos voix comptent. Elles ont leur place. Elles doivent exister.

Notre rôle n'est pas d'éduquer la société. Cependant notre responsabilité est de refuser d'avoir honte, d'envoyer balader les jugements, d'imposer notre légitimité, de dire non à cette mise de côté exigée par la gêne que l'on cause aux bien-portants et de reprendre ce qui n'aurait jamais dû nous échapper. Nos mots.

18

Quand la médecine blesse

Le regard empli de jugement d'un inconnu sur votre douleur fait mal, c'est certain. Il ignore cependant ce dont vous souffrez. Ne vous connaît pas. Vous pouvez le rationaliser, mettre de côté sa méchanceté.

Avez-vous déjà été percuté par le jugement dont il est impossible de réellement se remettre ? Par la brûlure de la honte qu'il inflige ? Avez-vous déjà eu le souffle coupé, les joues en feu après avoir croisé les yeux méprisants d'un médecin qui ne vous croit pas ?

Celui qui a tous les éléments et plus encore, qui tient votre parole et votre douleur dans le creux de ses mains, avant de les écraser comme un vulgaire mégot de cigarette, d'un geste, d'un mot, d'un œil dépourvu à ce moment de toute humanité.

Lorsque celui qui devait vous apporter son aide, à qui vous aviez confié votre espoir et votre confiance vous trahit en articulant les quelques mots que vous n'oublierez jamais et qui vous feront parfois douter de vous pendant des années, tout s'arrête l'espace d'un instant.

« Ce n'est rien », « il faut juste perdre du poids » sont de ces phrases qui imposent le silence. Sidération d'un côté. Certitude de l'autre. Alors que l'incrédulité, la surprise vous envahissent, une calme assurance emplit celui qui d'allié est devenu en une fraction de seconde votre adversaire. Le K.O. est rapide. Vous restez immobile. Il n'a pas pu dire cela. Pas devant votre douleur, vos mots, votre visage qui suppliaient de vous donner une réponse, de vous soulager enfin. Sa suffisance toise votre incompréhension. La négation de votre douleur laissera une trace, une cicatrice de plus. Qui de la honte ou de la colère se chargera de vous étouffer ensuite dépendra de votre personnalité. Mais combien oseront répondre ? Sans même se défendre, simplement argumenter, réclamer des explications. Très peu. Trop peu.

L'absence de prise en compte de votre parole n'est pas l'unique manière d'être blessé par un professionnel. L'odieuse psychiatrisation des douleurs – en particulier chroniques, mal définies, atypiques – a elle aussi un impact non négligeable. « C'est dans votre tête », « c'est le stress », « c'est l'angoisse »… et leurs innombrables variantes sont encore bien trop souvent entendues.

La problématique ici est double. Dans de nombreux cas, ces petites phrases ne sont qu'un moyen de justifier l'absence d'idée de l'origine des symptômes ou, pire encore, une façon de se débarrasser d'un patient que l'on ne croit pas ou plus.

Dans d'autres situations, la douleur est effectivement causée par une pathologie mentale et elle nécessite donc une réelle prise en charge. Le manque de pédagogie médicale dans l'explication, de moyens financiers de la psychiatrie, les délais de rendez-vous et le stigma associé à ces questions sont autant d'obstacles qui empêcheront bien souvent les patients d'être pris en charge correctement.

Il n'y a rien de honteux dans une douleur qui serait la somatisation d'une maladie sous-jacente. Le stress peut d'ailleurs également être à l'origine de symptômes. Le problème est que ces diagnostics deviennent bien souvent l'hypothèse première alors qu'ils sont ce que nous appelons en médecine des « diagnostics d'exclusion », c'est-à-dire ceux que nous devons évoquer uniquement après avoir éliminé toutes les autres possibilités. L'insulte perçue par les patients est le manque d'effort, d'écoute, de temps passé à chercher de certains, pas tant l'origine de la douleur – tant qu'elle est étayée et non devinée.

J'en ai longuement discuté avec Anaïs, que je vous ai présentée au chapitre 15, pour recueillir son opinion de patiente et de professionnelle de santé. Toute jeune femme, avant d'obtenir son diagnostic, et pourtant infirmière – on aurait pu penser que sa parole serait un tant soit peu plus valorisée par ses collègues, mais non –, elle était malheureusement devenue habituée des passages aux urgences, ayant besoin d'être soulagée de ses crises, mêmes encore anonymes. Ce jour-là, cependant, les douleurs étaient différentes. Elle se tordait, son ventre semblait traversé d'une lame. Devant ses symptômes et ses antécédents, devinez quel médecin fut appelé pour la prendre en charge ? Si vous avez répondu « un chirurgien », vous auriez dû avoir raison. Mais non : c'est le psychiatre de garde qui fut sorti de son lit. Anaïs avait une torsion de l'ovaire. Personne n'avait envisagé d'exclure qu'elle puisse réellement souffrir d'une pathologie physique avant de se dire que cela devait être dans sa tête.

Cette ignorance et ce mépris ne sont pas l'apanage de la France. Et ils peuvent tuer. Le cas de la boxeuse Georgia O'Connor en est une cruelle illustration.

Jeune sportive médaillée, elle avait été diagnostiquée en 2023 de deux maladies sérieuses et augmentant grandement le risque de cancer : la colite ulcéreuse et la cholangite sclérosante primitive. Le 31 janvier 2025, la jeune femme raconta son calvaire son Instagram[1] :

« Il n'y a pas de façon facile de le dire, mais j'ai un cancer. Maintenant que c'est dit, il est temps de dénoncer les rats absolument incompétents qui ont permis que cela se produise. Pendant dix-sept semaines, depuis le début du mois d'octobre, j'ai souffert en permanence, faisant des allers-retours entre les services d'urgences de Durham et de Newcastle, sachant au fond de moi que quelque chose n'allait pas du tout. J'ai dit dès le début que je pensais qu'il s'agissait d'un cancer. Je connaissais les risques. J'ai une colite et une CSP, deux maladies qui augmentent considérablement les risques de cancer. Je sais à quel point mon risque est élevé et ils le savent aussi. Ils l'ont toujours su.

Mais aucun médecin ne m'a écoutée.

Aucun médecin ne m'a prise au sérieux.

1. https://www.instagram.com/p/DFfnk84IZb5/.

Aucun médecin n'a fait les scanners ou les tests sanguins pour lesquels j'ai supplié en pleurant sur le sol, à l'agonie.

Au lieu de cela, ils m'ont rejetée. Ils m'ont gaslightée, m'ont dit que ce n'était rien, m'ont donné l'impression que j'exagérais. Ils ont refusé de me faire passer un scanner. Ils ont refusé d'enquêter. Ils ont refusé de m'écouter.

L'un d'entre eux m'a même dit que c'était "dans ma tête". Et maintenant ? Le cancer s'est propagé. »

Elle est décédée le 22 mai 2025 à l'âge de 25 ans.

L'absence d'écoute ne tue pas toujours. Le traumatisme reste cependant gravé à jamais. Anaïs, une fois son diagnostic enfin posé, a eu l'intelligence de consulter un psychologue. Réponse de l'expert après leurs échanges ? « Votre spondylarthrite fait partie de votre vie depuis si longtemps, même sans nom, vous l'avez parfaitement acceptée. Le problème n'est pas là. Il réside dans les conséquences des années de doutes et dans la manière dont le corps médical vous a traitée. »

Comme moi, comme tant d'autres dans la même situation, elle craignait maintenant avant chaque rendez-vous que le professionnel ne change d'avis, lui annonce qu'il y avait eu une erreur, qu'elle n'était pas vraiment malade. Cela peut paraître irrationnel, incompréhensible de l'extérieur. C'est le propre des traumatismes. Aujourd'hui encore, lorsque je vais bien, il m'arrive de me demander si je n'ai pas halluciné mes symptômes, si je suis certaine de ne pas simplement être douillette. Puis je me retrouve à écrire ces quelques pages couverte de patchs anti-inflammatoires, boîte de médicaments sur le bureau, et je me rappelle que ce n'est pas tout à fait normal.

La douleur s'oublie. Ou plutôt, elle s'efface. Nous en avons des souvenirs mais sommes physiquement incapables de la revivre sur demande. Heureusement en soi car, dans le cas contraire, les femmes pourraient donc se souvenir entièrement de leurs accouchements et notre espèce serait éteinte depuis bien longtemps ! Le souci de ce mécanisme de protection biologique est qu'il donne encore plus de poids au doute des médecins, à la négation du supplice.

Certains vont même plus loin. Ils tentent parfois de nous convaincre que nous n'avons pas mal. Ce phénomène a un nom : le *gaslighting*. Il a pour origine le film éponyme[1] paru en 1944 dans lequel un mari manipule son épouse pour lui faire croire qu'elle est folle. Devenu verbe il y a quelques années, il est le quotidien de nombreux malades chroniques et une source inépuisable de souffrance. Certains se gaslightent à leur tour, face à la certitude des sachants. La douleur est-elle vraiment là ? Sommes-nous simplement trop sensibles ? Tout le monde traverse-t-il en réalité la même chose que nous ? Le doute rend fou. Mais n'était-ce pas le but, finalement ?

Cette assurance du médecin qui juge son opinion infaillible malgré toutes les plaintes du patient peut virer à l'absurde et le gaslighting qui en découle est parfois très compliqué à renverser. Lorsque je me suis

1. *Gaslight*, de George Cukor, 1944.

fracturé la main il y a quelques années, mon chirurgien, à qui je hurlais depuis le dessous du drap opératoire bleu vif que l'anesthésie loco-régionale ne fonctionnait pas entièrement car je sentais certains de ses gestes et que la douleur était insupportable, tenta par exemple pendant plusieurs minutes de m'expliquer que cela était… impossible. Que j'étais simplement anxieuse. Je peux vous dire que la seule chose qui me stressait à ce moment était la douleur qui émanait de mon poignet. Je ne remets pas en cause son expérience avec d'autres patients qui auraient pu être effrayés par les vibrations et sensations ressenties et verbaliser leur peur sous forme de douleur. Mais ne pas prendre la peine de vérifier un seul instant et essayer de m'expliquer que mon expérience relevait du chimérique était intolérable. Le pire étant que je sentais bien que je l'agaçais profondément, à bouger et m'énerver – de manière particulièrement impolie après quelques minutes, il faut le reconnaître. Heureusement pour moi, son manque de patience et de tolérance au bruit l'incitèrent rapidement à demander que l'on me mette un « coup de masque ». « Faites-la taire, endormez-la ! » Cela tombait bien à cet instant, cette solution me convenait parfaitement.

Tous les médecins heureusement sont loin de se comporter ainsi. Il en existe un grand nombre dont l'empathie n'a d'égale que l'écoute. Et pourtant, cela n'empêche pas certains d'entre eux de tomber dans un autre piège, celui de la sous-estimation de la souffrance. Mais pourquoi ?

Une explication pourrait être qu'il est impossible d'avoir conscience de ce que représente la douleur tant que l'on ne l'a pas vécue dans sa chair. Tant que l'on n'a pas frôlé les limites de notre corps. Que de nouvelles frontières ne lui ont pas été imposées par des hurlements.

Il est bien évidemment impensable que quelqu'un expérimente tous les différents types et modes d'expression de la douleur. J'ai cependant tendance à penser que l'expérience de la souffrance reconnaît ses sœurs d'armes.

Cela ne signifie pas qu'il faille torturer les étudiants en médecine – le système actuel s'en charge déjà – pour inscrire l'empathie en cicatrice. Il est néanmoins possible d'imaginer proposer d'avoir recours à l'utilisation de simulateurs, comme ceux qui permettent aujourd'hui aux hommes d'expérimenter l'espace d'un instant les douleurs menstruelles et d'endométriose grâce à un appareil dont les électrodes, posées sur leur bas-ventre, envoient des décharges électriques les reproduisant plutôt fidèlement – d'après les jeunes femmes ayant accepté de faire la comparaison avec leur expérience personnelle.

Moins invasif mais efficace également, le matériel d'enseignement.

Il y a quelques années, lors d'une session de formation en gériatrie à laquelle je participais afin de devenir instructrice, il a été proposé aux élèves d'enfiler une tenue contenant des picots métalliques au niveau des chevilles, genoux, lombaires, épaules, coudes et poignets visant à répliquer les douleurs et raideurs de l'arthrose. Une fois équipés, nous étions mis à terre et devions nous relever par nos propres moyens, ce qui entraînait bien évidemment des sensations particulièrement désagréables pour une bonne partie des cobayes, restés grimaçants et gigotants sur le dos, telles des tortues en détresse, tandis que pour la première fois depuis longtemps, je passais un test physique haut la main : les pointes n'avaient rien à apprendre de nouveau à mes articulations. Debout en quelques instants, j'ai réalisé en riant que j'avais en réalité simplement pris de l'avance sur mes 80 ans avec cette histoire de spondylarthrite. Enfin une bonne nouvelle !

Se mettre dans la peau d'un patient qui souffre, comprendre l'impact sur son quotidien est une étape importante dans l'amélioration de la prise en charge. Ce n'est cependant qu'une réponse partielle à la problématique immense qui entoure la douleur. Il faut creuser bien plus loin pour remonter à ce qui peut en partie expliquer la façon dont tant de professionnels sous-estiment automatiquement – voire refusent d'entendre – la souffrance de tant d'entre nous.

La médecine, malheureusement, s'appuie sur de nombreux préjugés et erreurs qui biaisent enseignement, recherche, développement des traitements et accompagnement des patients. Le premier d'entre eux, qui gangrène sciences médicales et pharmaceutiques, est le sexisme, profond, historique dont nous voyons encore aujourd'hui l'étalage sans honte et ses conséquences.

En Occident, la douleur des femmes n'intéresse que depuis très peu de temps.

Entre Hippocrate (460 avant J.-C.) et le XIXe siècle – quelques années tout de même –, le modèle étudié est resté identique : l'homme. Celui que l'on dissèque, qui définit la norme. Les organes génitaux féminins sont perçus comme incomplets, à l'origine d'excès en tous genres. La douleur est normalisée, vue comme intrinsèque à la nature de la féminité et non comme un sujet à explorer, une question à résoudre. Nous ne sommes que la version défaillante du masculin, justes bonnes pour la reproduction.

Puis, arrivèrent les psychiatres. Notre souffrance devint hystérie, névrose, posture. Nous dramatisons, inventons, dérangeons. On enferme les plus « dangereuses » d'entre nous. Cette image ne nous a jamais quittées depuis. Le mal que cette époque a fait aux femmes du monde entier restera un des scandales de la médecine moderne dont on parle encore trop peu. Elle générera depuis un soupçon d'invention, d'exagération sur toute femme osant se plaindre d'une quelconque douleur. Elle gangrène des études où la transmission d'une génération à une autre tient parfois plus de place que la vérité. Hommes comme femmes médecins en sont imprégnés presque par défaut et doivent apprendre à s'en défaire, plus ou moins facilement.

La science est elle aussi envahie d'un sexisme rampant – y compris dans sa manière d'être pratiquée. Jusqu'aux années 1990-2000, les essais cliniques sont encore majoritairement réalisés sur les hommes, les dosages des traitements adaptés à leur métabolisme. Nous consommons des médicaments qui n'ont pas été testés sur nos organismes. Il en est de même pour les femmes enceintes. Très peu d'études les incluent… Ce qui signifie que les soigner est parfois un jeu de roulette.

On étudie les effets sur les fœtus, mais trop peu se préoccupent de la santé des mères. Et cela n'évolue que lentement. Le sexisme n'est d'ailleurs pas uniquement français. Les femmes n'intéressent nulle part. Les conséquences se retrouvent partout. En 2007 encore, l'Association internationale pour l'étude de la douleur montrait que les femmes étaient sous-représentées dans les études animales et humaines[1]. Les symptômes diffèrent, le temps perdu à diagnostiquer les femmes correctement tue.

Les universités sont aussi coupables que la recherche. Réalisez-vous qu'aux États-Unis, en 2023, seuls 31,3 % des programmes de résidanat (l'équivalent de notre internat) de gynécologie-obstétrique ont des cours sur la ménopause[2] ? Comment voulez-vous que les femmes soient prises en charge correctement si leurs symptômes et le fonctionnement physiologique de leur corps ne sont même pas étudiés convenablement par ceux censés les soigner ?

---

1. Joel Greenspan, Rebecca Craft, Lindad LeResche, Larse Arendt-Nielsen, Karen Berkley, Roger Fillingim, Michael Gold, Anitai Holdcroft, Stefanj Lautenbacher, Emeran Mayer, Jeffrey Mogil, Anne Murphy, Richard Traub, « The Consensus Working Group of the Sex, Gender, and Pain SIG of the IASP. Studying Sex and Gender Differences in Pain and Analgesia: A Consensus Report. », Pain n° 132, novembre 2007, p. S26-S45.

2. Jennifer Allen, Shahar Laks, Carolyn Zahler-Miller, Bunja Rungruang, Kelli Braun, Steven Goldstein, Peter Schnatz, « Needs Assessment of Menopause Education in United States Obstetrics and Gynecology Residency Training Programs. », Menopause, octobre 2023, p. 1002-1005.

Ce domaine est un exemple frappant du sexisme rampant qui nous pénalise toutes. Car même lorsque la science rattrape son retard, la clinique et les professionnels de santé ne suivent pas. Une grande majorité des soignants ne réalise même pas que sa manière de se comporter, que son savoir, ne sont plus uniquement basés sur la réalité mais sur une médecine archaïque qui ne s'est jamais remise en question. Quelques cours sur le sujet ne feraient pas de mal…

Savez-vous que lorsque j'étais étudiante, on m'a enseigné – comme à tous mes confrères à l'époque – que le col de l'utérus n'était pas innervé. Les nerfs étant responsables de la douleur, il aurait été, en leur absence, physiologiquement impossible d'en ressentir une à cet endroit. Mesdames, qui avez tenté la pose d'un stérilet – en particulier sans avoir eu d'enfant –, prenez le temps de respirer un instant, j'imagine que cette phrase a manqué de vous faire vous étouffer. En réalité, nous savons depuis vingt ans – mieux vaut tard que jamais – qu'il y a bien une vraie innervation à cet endroit. Soit largement avant le début de mes études. Pire, depuis quelques années les progrès de l'imagerie montrent à quel point cette zone peut être innervée. A-t-on pour autant changé nos pratiques ? Non. Dans certains pays, des anesthésistes se mobilisent pour tenter de faire évoluer les recommandations autour de la pose de stérilets, avec trop peu de succès pour l'instant.

Le sexisme est toujours présent. Partout.

En 2025, plus de la moitié des femmes interrogées par la Fédération hospitalière de France[1] estiment que leurs symptômes décrits à un professionnel de santé ont au moins une fois été minimisés ou non pris au sérieux.

En 2025, l'Académie de médecine doit encore rappeler l'inégalité dans la prise en charge de l'infarctus du myocarde chez la femme et sa conséquence immense : une surmortalité.

Nous sommes moins crues, moins orientées vers l'imagerie, plus interrompues en consultation. La littérature scientifique est unanime. Les patientes aussi.

Qu'attend la médecine française pour s'emparer du sujet ?

Cette remise en question si nécessaire permettra de refondre nos connaissances et rayer une seconde discrimination rampante par la même occasion : le racisme.

Car non, le sexisme n'est malheureusement pas l'unique préjugé profondément ancré dans nos systèmes de soin.

Avez-vous déjà entendu parler du syndrome méditerranéen ? Il s'agit de l'idée – bien évidemment fausse – de certains soignants selon lesquels les personnes originaires d'Afrique du Nord auraient tendance à exagérer

1. « Enquête inédite Ipsos x FHF "Santé des femmes" : Quand les biais sexistes compromettent la santé des femmes », communiqué de presse, 10 mars 2025. https://www.fhf.fr/actualites/communiques-de-presse/enquete-inedite-ipsos-x-fhf-sante-des-femmes-quand-les-biais-sexistes-compromettent-la-sante-des-femmes.

ou simuler leurs douleurs. Biais raciste particulièrement étendu en France, il peut avoir un réel impact sur la prise en charge des patients qui sont concernés. D'ailleurs, considéré comme une discrimination, il a fait l'objet d'une instruction de la Défenseure des droits qui a conclu en ce sens après avoir été saisie par une réclamante ayant découvert que l'expression « syndrome méditerranéen » figurait en tant qu'information médicale sur le compte rendu de son hospitalisation au sein d'un service d'urgence. Le racisme dans le monde de la santé n'est pas une spécificité française. Des centaines d'études traitent du sujet, un peu partout sur la planète.[1]

Combinez donc le fait d'être une femme et une personne de couleur et vous obtiendrez une prise en charge encore plus complexe, tant racisme et sexisme sont profondément engrammés dans notre système. De nombreuses études montrent d'ailleurs que les patientes noires sont moins prises au sérieux et moins susceptibles de recevoir un traitement d'urgence à l'hôpital[2]. La Défenseure des droits a dû ici aussi s'emparer du sujet. À quand le tour de l'Ordre des médecins ? Des infirmiers ? Des associations de patients, d'aidants ?

---

1. Bailey ZD, Krieger N, Agénor M, Graves J, Linos N, Bassett MT. Structural racism and health inequities in the USA: evidence and interventions. Lancet. 2017 Apr 8;389(10077):1453-1463.

2. Fabien Coisy, Guillaume Olivier, François-Xavier Ageron, et autres, « Do Emergency Medicine Health Care Workers Rate Triage Level of Chest Pain Differently Based upon Appearance in Simulated Patients? », European Journal of Emergency Medicine, n° 31 (3), 2024. https://www.defenseurdesdroits.fr/sites/default/files/2025-05/ddd_rapport_discriminations-parcours-de-soins_20250430.pdf

Des médias ? Il ne s'agit pas de taper pour détruire, mais de dénoncer pour reconstruire ensemble. Nous devons évoluer !

Que ce soit à cause des humiliations, du manque d'écoute, de la psychiatrisation de la douleur, des biais racistes, sexistes… les patientes ne supportent plus la manière dont leur souffrance est niée chaque jour. Devant les murs qui se dressent entre elles et un soulagement réel, souvent une troisième voie, malheureusement non régulée et bien fréquemment dangereuse, s'ouvre. Celle des médecines alternatives. Celle de charlatans en tous genres qui vendent à prix d'or ce que nous ne savons plus apporter. De l'empathie. Du respect. Quitte à refourguer au passage potions magiques et herbes de toutes sortes, sans que personne ne soit en mesure de protéger les patientes. Comment pouvons-nous nous offusquer que tant y aient recours tout en ne remettant pas en question la façon dont nous accompagnons et regardons la douleur ?

De la même manière, l'utilisation de ChatGPT par les patients est extrêmement décriée – et c'est compréhensible – par les professionnels de santé. Avez-vous déjà tenté de lui confier des symptômes ? Une souffrance ? Cet algorithme fait parfois preuve de plus d'écoute et d'empathie qu'un bon nombre de soignants.

Et ceux qui font de leur mieux pour prendre le temps de soutenir leurs patients correctement sont pénalisés financièrement – c'est bien entendu plus long et pas payé différemment d'une consultation de quelques minutes – et parfois réprimandés par d'autres en salle d'attente, qui attendent leur tour et la même écoute sans accepter ni retard ni délai supplémentaire dans les rendez-vous. Nous sommes tous en partie responsables de ce qui se passe, mais personne n'ose mettre les pieds dans le plat… Cela change aujourd'hui.

19

La révolution des vulnérables

Il est particulièrement difficile de se défaire de comportements hérités de centaines d'années de tradition. J'ai bien conscience que l'immense majorité des professionnels de santé n'a aucune intention de nuire en quoi que ce soit aux patients ou aux aidants. Nous avons choisi nos métiers pour aider, soulager, accompagner. Nous ne réalisons pas forcément l'impact qu'un regard, qu'une simple phrase peut avoir, tout simplement parce qu'ils ne résonneraient pas de la même manière s'ils nous étaient adressés. Parce que nous saurions comment réagir. Quoi prendre au pied de la lettre, quoi laisser filer. Parce que nous comprendrions les coulisses, ce qui a mené à cet instant. C'est le déséquilibre des pouvoirs qui rend quelques mots si puissants, le poids si lourd de la moquerie ou de l'interrogation dans les yeux d'un soignant, et qui exige de nous d'être prudents et doux dans notre manière de nous exprimer. L'asymétrie du savoir et de la crainte impose bien trop souvent une domination inconsciente.

Nous avons pour nous la connaissance, les explications, les clés. Nous tenons debout devant des hommes parfois à terre. Nos blouses nous séparent. Notre vocabulaire est un mur.

Le pouvoir des soignants est immense. Mais nous l'oublions trop facilement. Son existence se dilue dans l'usure du quotidien. Comment y penser alors que chaque jour un sentiment d'impuissance nous prend à la gorge ? Que le manque de moyens, l'épuisement coulent sur les joues dans les toilettes et les parkings des établissements de santé ? Que chaque jour la souffrance des patients, des aidants, les annonces de mauvaises nouvelles, l'absence de réponse à leurs questions pleine d'un espoir qu'il nous appartient de détruire, nous font nous sentir tellement petits ?

Je sais combien cela peut être difficile. Je suis médecin, patiente, aidante. J'ai vécu l'expérience de tous les points de vue.

Pourtant, une phrase a toujours résonné en moi. Celle de Ben Parker, l'oncle de Spiderman, qui disait en 1967[1] : « Un grand pouvoir implique de grandes responsabilités. »

La première d'entre elles est de ne pas oublier l'existence de ce pouvoir.

La seconde de ne pas l'utiliser à tort. On ne mesure pas toujours l'ampleur des conséquences.

Il est temps que je sois honnête avec vous. Depuis *Aidants, ces invisibles*, je raconte régulièrement l'histoire anonyme d'une patiente atteinte de cancer qui,

1. *Spider-Man*, Stan Lee et Steve Ditko, 1962.

au milieu d'une équipe soignante formidable, croise le chemin d'une infirmière sèche, dure et qui lui fait mal. Ce n'est pas un témoignage choisi au hasard des milliers de rencontres dont je parle en réalité à chaque fois. C'est celui de ma grand-mère.

Hospitalisée après une lourde opération et brûlée par les rayons, chaque geste la faisait souffrir atrocement. Cette femme, peut-être épuisée, peut-être en burn-out ou tout simplement odieuse – cela arrive –, ne prenait non seulement aucune mesure pour rendre les soins un peu plus tolérables, contrairement aux autres, mais en plus de cela rabrouait Mémé dès lors qu'elle tentait de faire entendre tout doucement sa douleur. Sa phrase : « Arrêtez de vous plaindre, vous avez déjà de la chance d'être dans ce service » marqua au fer rouge trois générations de ma famille simultanément. Mémé. Maman. Moi.

La grand-mère que je connaissais ne se serait jamais laissée maltraiter. Mais celle que je découvrais, malade et vidée de ses forces, avait peur. Peur qu'elle ne lui fasse encore plus mal si elle parlait. Alors elle s'est tue. Et nous aussi.

Quinze ans plus tard, lorsque Maman eut un accident qui lui laissa le genou brisé, son équipe soignante décida que du paracétamol serait suffisant pour soulager sa fracture multiple pendant près de trente heures. J'étais présente et absolument hors de moi. Tellement en colère que je m'apprêtais à aller remettre un peu d'équilibre dans cette asymétrie sourde à sa douleur en allant donner mon opinion furieuse à qui voudrait ou n'aurait pas le choix de l'entendre, du bureau des infirmières à celui du directeur. C'était sans compter sur ce que je n'avais pas vu venir. Le traumatisme profondément ancré qu'avait causé cette petite phrase, des années auparavant. Maman craignait les représailles. Même si elle le savait, cela n'était pas rationnel car rien dans le comportement des professionnels n'avait ne serait-ce que suggéré que cela pourrait se produire. Tant pis. Elle m'interdit formellement de dire quoi que ce soit et préféra serrer les dents jusqu'à l'opération.

Cette infirmière n'a sûrement pas réalisé l'impact de son comportement. Et n'imaginera jamais qu'il ait pu ricocher sur une prise en charge différente, des années plus tard. Il est simple d'être bienveillant lorsque tout va bien. Bien plus complexe de le rester, peu importent la façon dont on se sent, les conditions ou encore notre opinion du patient.

Le pouvoir, les soignants grandissent avec, sans toujours apprendre à lutter contre.

Pendant nos premières années d'études, lorsque nous nous entretuions pour une place en deuxième année. Que nous nous appliquions à être les plus cruels, implacables possible. À trahir sans culpabilité pour survivre. Pour avoir la chance de devenir l'un de ceux qui auraient ensuite la fragilité du monde dans le creux de leurs paumes. Nous étions sélectionnés sur la force, pas l'empathie.

Puis vinrent les années à l'hôpital. La reproduction des humiliations. Les plus âgés qui traitaient les plus jeunes comme eux l'avaient été. « J'ai souffert, tu souffriras. » Toutes les professions y passaient. Les stages d'infirmières n'avaient rien à envier aux nôtres.

L'injustice de la violence en héritage, plutôt que se battre pour faire évoluer les choses.

Le monde de la santé est une impitoyable et incessante conquête du pouvoir. La hiérarchie écrase. Reprendre la main en montant plus haut est souvent notre protection.

Nos professions se déchirent entre elles pour un peu de reconnaissance. Nous sommes tellement habitués à nous arracher des miettes de pouvoir les uns aux autres, à survivre en milieu hostile, que nous ne réalisons bien souvent plus que l'asymétrie des rôles a un impact immense sur les patients comme les aidants. Que même si nous nous sentons impuissants, nous ne le sommes pas.

Mais comment y penser alors que les soignants sont eux-mêmes dans une telle souffrance ? La santé mentale des soignants relève d'un tabou absolu. La douleur des patients et de leurs proches est dans les mains d'humains qui cachent trop souvent derrière une blouse une détresse qui les détruit en silence. Comme si on entrait dans notre monde comme dans une armée, que notre serment était celui de l'interdit d'avoir mal.

Nos étudiants s'effondrent : 66 % des externes et internes déclaraient en 2024 être en burn-out, 21 % avoir des pensées suicidaires. Un interne passe à l'acte tous les 18 jours dans la plus grande des discrétions[1]. Même la mort se tait chez nous.

1. https://etudiant.lefigaro.fr/article/etudes/on-a-un-interne-qui-se-suicide-tous-les-18-jours-la-sante-mentale-des-etudiants-en-medecine-inquiete-20250520/.

Le rythme du soin est infernal. Nous sommes jetés dans le grand bain, devant des patients blessés, malades, mourants, des familles en détresse, sans le moindre soutien ou formation. Résultat ? Certains deviennent durs. Coupants. Brutaux. Il n'y a absolument aucune excuse à la maltraitance. Il y a cependant parfois des explications. Il faut les comprendre pour agir.

Je n'oublierai jamais ma toute première garde lors de mon internat. Ce moment perdu au milieu de la nuit dans un grand hôpital. Une soignante m'appela car un patient était en détresse respiratoire. Elle me donna les constantes. En les entendant, j'ai considéré la situation comme une urgence absolue. Il risquait sa vie à tout instant. Je sortis mon plan en vitesse. Le bâtiment était à l'autre bout de l'établissement. J'allais mettre du temps à arriver. Je lui répondis d'appeler le service de réanimation, bien plus proche que moi. Elle m'a raccroché au nez en me disant : « Ne vous inquiétez pas, on vous attend. » La pluie était battante, ma blouse bien trop grande, débordante de livres, fiches et tout ce à quoi je tentais de me raccrocher en courant tant bien que mal. En entrant, essoufflée, dégoulinante, le service était plongé dans le noir et le silence. Je m'attendais à l'effervescence, je craignais d'être arrivée trop tard. Mais non. Trois intérimaires buvaient un café et l'une d'entre elles me guida vers la chambre. Le patient souffrait, luttait pour trouver de l'air. Le dossier était introuvable. Impossible de savoir ce pour quoi il était hospitalisé et donc ce qui pouvait être la cause de sa dégradation. J'ai attrapé mon téléphone et composé le numéro de la réanimation. Un interne bien plus âgé a décroché et deviné dès que j'ouvris la bouche, devant ma panique et la date – début novembre –, que c'était ma première fois. Il est resté avec moi, par la voix, en attendant que son équipe, qu'il venait d'envoyer, arrive. Sept minutes. Cela paraît court. C'est horriblement long. Je n'avais jamais intubé seule autrement que sur un mannequin. Il manquait la moitié du matériel sur le chariot d'urgence. J'ai fait de mon mieux avec ce que j'avais – c'est-à-dire pas grand-chose. C'est à ce moment que l'une des soignantes revint, triomphante, dossier en main. En pénétrant dans la chambre, elle annonça, l'air soulagé : « C'est bon, vous pouvez arrêter, il est non-réanimatoire[1]. » J'entendis une flopée d'injures dans le combiné tandis que mon collègue rappelait son équipe. Je ne comprenais pas ou refusais peut-être d'accepter ce que j'entendais. L'homme me fixait en se débattant faiblement. L'interne m'a dit qu'il fallait maintenant raccrocher et réveiller le senior de garde. En un instant, le rush d'adrénaline venu de l'espoir de sauver une vie s'est transformé en sidération devant une agonie que je n'avais plus le droit de toucher. La violence de ce moment a été indescriptible. Le souvenir de son

1. Un ordre de ne pas réanimer (NPR) placé par un médecin dans le dossier médical d'une personne informe le personnel médical qu'il ne doit pas tenter de réanimation cardiopulmonaire (RCP). Si la RCP n'est pas tentée, les autres mesures de réanimation subséquentes (comme les électrochocs cardiaques et la respiration artificielle par intubation) seront également évitées. Cet ordre est utilisé dans la prévention des traitements invasifs inutiles et non souhaités à la fin de la vie.

regard brûle mes rétines. Une fois la main passée à un confrère, j'ai eu besoin de sortir. De fondre en larmes. D'évacuer tant que je le pouvais cette nausée que l'impuissance déversait par vagues. Il m'a fallu quelques secondes pour voir que la jeune femme m'avait suivie dehors, des papiers en main. Elle me toisa en silence quelques instants avant de lâcher d'une voix glaciale : « Vous n'avez pas rempli le dossier. Faudrait le faire au lieu de pleurer. »

Comment imaginer être capable d'écoute et d'empathie envers la douleur d'un patient ou d'un aidant lorsque l'on en arrive à ce niveau de dureté vis-à-vis d'une collègue ? Garder la capacité de se placer à hauteur de souffrance demande la plus grande des forces.

La violence n'est cependant pas l'apanage des soignants. Elle augmente partout. Les agressions, insultes, l'absence de compassion existent aussi dans l'autre sens. La brutalité de chacun renforce les défenses de l'autre.

Nous ne tiendrons plus longtemps ainsi. Ni vous ni nous.

Il est temps de réaliser que le mal que nous infligeons aux autres se retourne contre nous. Que ce que nous admettons pour eux est toléré envers nous. Nous nous tournons les uns contre les autres. Nous replions sur nous-mêmes. Et ce faisant, nous offrons tous, patients, aidants, soignants, au système le cadeau inestimable de rester désunis.

Nous ne sommes pas différents les uns des autres. Nous souffrons tous. Et si nous ne parlons pas, personne ne nous aidera. Ce n'est pas une faiblesse de réaliser que nous avons besoin les uns des autres. Que face à une organisation qui broie les hommes plus facilement que des fourmis, se battre pour nous implique de se battre pour tous. Nous sommes tous vulnérables.

Même si après tant de silence, tant de déséquilibre, la confiance est parfois effritée. Pour la retrouver, pour expliquer, s'unir, il faut réussir à s'écouter et à se parler. Le respect réciproque ne se reconstruira que sur les cendres de notre pouvoir corporatiste.

Dans ce monde qui n'a plus que faire de la souffrance, où l'individualisme a pris le pas sur l'humanité la plus élémentaire, le seul pouvoir qui vaille est celui que nous oserons reprendre ensemble.

Nous, conscients de notre vulnérabilité.

Nous, que l'impuissance et la colère ont bâillonnés trop longtemps.

Nous pouvons refuser cette société aveugle au malheur de l'autre que l'on essaye de nous imposer. Nous sommes bien plus nombreux que n'importe quel parti politique.

Nous sommes ceux qui avons vécu la douleur dans notre chair, qui l'avons vue chez ceux que nous aimons, qui l'avons portée à bout de bras sur un brancard.

Seuls nous pouvons dire « plus jamais ».

Plus jamais

Plus jamais nous n'accepterons que quelqu'un soit abandonné à sa souffrance, qu'il soit dans un lit, un fauteuil roulant, sur un trottoir ou ailleurs.

Plus jamais nous ne tolérerons l'absence d'humanité, le manque de respect, l'instrumentalisation de la solidarité au profit de quelques-uns.

Plus jamais nous ne nous tairons, ne couvrirons les comportements odieux qui blessent, détruisent, isolent.

Plus jamais notre douleur ne sera silencieuse.

Conclusion

« Je me sens aujourd'hui pour la première fois assez en confiance pour oser coucher sur papier ma propre douleur. »

Voilà une belle phrase pour terminer un livre… Et commencer une nouvelle vie.

J'espère de tout cœur que ces mots permettront à tous ceux qui fréquentent la souffrance de trop près de se sentir enfin libres à leur tour de parler. De penser à eux et pas uniquement aux autres. De s'autoriser à prendre de la place. De ne plus avoir honte. De ne plus se cacher.

De revivre.

Pour aller plus loin

L'écoute active

Bien que cela paraisse évident au premier abord, savoir écouter est en réalité compliqué pour une grande majorité d'entre nous. L'écoute active n'est pas un outil de communication parmi d'autres. C'est une manière d'être avec son interlocuteur. Une posture profondément respectueuse, qui vise non pas à convaincre ou consoler, mais à comprendre et accompagner.

Carl Rogers[1], psychologue et père du concept, la définissait comme une écoute centrée sur la personne en face, sans jugement, avec reformulation, présence et une ouverture sincère à ce qui émerge. Pour lui, ce n'était pas une technique, mais une éthique relationnelle.

Elle permet à autrui de se raconter, de ne pas se sentir seul et parfois de respirer un peu.

Voici une fiche pratique pour vous donner les bases et vous permettre de vous entraîner avec un proche.

1. https://fr.wikipedia.org/wiki/Carl_Rogers.

Choisir son moment

Fixez-vous un rendez-vous à deux qui ne soit pas interrompu, pour échanger. Ne choisissez pas un jour où la douleur est particulièrement haute ou la fatigue à son niveau maximal. De la même manière, il est important que ce ne soit pas après une longue journée de travail, avec une migraine ou alors que vous savez que des enfants affamés vont faire leur entrée dans la pièce d'ici peu. C'est un tête-à-tête important.

Ne pas interrompre

Je sais que cela peut être fastidieux et qu'il est parfois enrageant d'écouter jusqu'au bout des propos qui nous concernent et nous paraissent faux ou blessants. Il est aussi quelquefois tentant de couper l'autre pour partager une pensée, une anecdote personnelle qui résonne avec ce qu'il est en train de vous dire, ou même de lui proposer une solution qui vous vient à l'esprit. Et pourtant, laisser parler votre interlocuteur, et en particulier dans des situations de cœur à cœur telles que celles-ci, ne signifie pas approuver ce qu'il vous dit mais bien le respecter et surtout avoir tous les éléments de sa pensée. Cela l'encouragera à faire de même avec vous. Vous serez peut-être surpris de ce que vous entendrez, si vous accordez à votre proche une liberté totale de parole. Et si vous craignez d'oublier les solutions auxquelles vous avez songé pendant que l'autre parle, notez-les sur un carnet.

Valider les émotions de l'autre

Valider une émotion signifie reconnaître qu'elle a une raison d'être. C'est exprimer, explicitement ou non : je comprends que tu ressentes cela. Attention, cela ne veut pas dire que vous l'approuvez mais que vous reconnaissez son existence et sa légitimité. Même si vous êtes en désaccord sur le fond. Cette reconnaissance-là, surtout dans un contexte de douleur chronique où les ressentis sont souvent minimisés, s'avère immense.

Je vais vous donner quelques exemples pour que vous compreniez ce que cela peut signifier.

Premier cas : si votre proche vous partage l'intensité de sa douleur et les sentiments d'impuissance et de frustration qui en découlent, préférez dire « je comprends que cela soit vraiment difficile pour toi » à un « ne t'inquiète pas, ça va aller », ou pire encore, « ce n'est pas si grave ».

Second cas : si votre proche vous explique qu'il est épuisé car il jongle entre le travail, les enfants et son rôle d'aidant, il est préférable de lui répondre « je comprends que cela te pèse » plutôt que « au moins toi tu n'as pas de douleur ».

Invalider l'expérience de l'autre revient à nier ce qu'il traverse. C'est aussi le déclencheur le plus sûr d'une fin de conversation quasi immédiate et dans les cris.

Reformuler ce que l'autre vous dit

Cette démarche sert à vérifier que l'on a bien entendu et surtout à offrir à l'autre une image de ce qu'il vient de verbaliser, parfois pour l'aider à s'y retrouver lui-même.

Elle peut paraître simple. Elle ne l'est pas. Parce qu'elle exige de suspendre ses filtres, ses interprétations, ses envies de solution. Et de rester au plus près de ce qui a été dit… et ressenti.

Quand une personne souffre, elle peut se montrer floue, confuse, fragmentée. Elle tâtonne parfois, tourne autour de ce qu'elle éprouve vraiment. Entendre ses propres mots dans la bouche d'un autre avec douceur et amour l'aide à mettre de l'ordre dans ce chaos, à nommer ce qui jusque-là n'avait pas de forme. Et à se sentir reconnue. Ce qui, en soi, peut déjà apaiser. Il ne s'agit pas de faire du mot à mot. Ni de reformuler chaque phrase. Il s'agit de capter l'essence de ce que l'autre a dit et de lui répéter avec bienveillance pour qu'il puisse valider ou ajuster.

Évitez de paraphraser, l'objectif est vraiment de réussir à retransmettre l'émotion derrière les faits, pas véritablement d'avoir « tout juste ».

Exemple :

Phrase du patient : « J'en ai marre que les médecins me disent que tout est normal alors que je souffre tous les jours. »

Reformulation : « Tu te sens incompris. Peut-être même abandonné. »

Ainsi, l'aidé peut acquiescer, nuancer ou même aller plus loin.

Poser des questions ouvertes

Les questions fermées (« Tu as mal ? » ou « Tu veux prendre un médicament ? ») appellent des réponses rapides, limitées, souvent binaires. Elles sont utiles pour des choix pratiques.

Mais si l'on souhaite comprendre l'autre, lui permettre de vraiment partager ce qu'il vit, il faut oser aller plus loin, laisser de la place à un questionnement large.

Voici quelques exemples :

— Qu'est-ce que cette douleur t'empêche de faire que tu aimerais retrouver ?

— Est-ce qu'il y a des moments où tu sens que ça va un peu mieux ? Qu'est-ce qui change à ces moments-là ?

— Qu'est-ce qui est le plus difficile : la douleur en elle-même ou tout ce qu'elle entraîne autour ?

— Est-ce qu'il y a des choses que je fais (ou que je ne fais pas) qui te pèsent sans que je m'en rende compte ?

— De quoi tu aurais besoin, maintenant, que je n'ai pas encore pensé à te proposer ?

Rappelez-vous que l'écoute active est un outil qui est là pour vous aider à vous soutenir l'un l'autre, pas un guide dont il ne faut absolument pas dévier.

Apprendre à dire non

Le mot « non » fait peur. Pourtant il n'est pas un mur mais un point d'ancrage. Il ne détruit pas les liens mais leur donne un socle solide.

Quand la douleur apparaît dans une relation, elle emporte souvent avec elle ses frontières. Le patient ne sait plus ce qu'il peut demander, le proche ce qu'il a le droit de refuser. Dans ce flou, chacun s'épuise et s'efforce, l'un de ne pas déborder, l'autre de ne pas faillir.

Apprendre à dire non fait un bien fou, autant à celui qui a mal qu'à celui qui l'aide. Le non est également utile vis-à-vis de l'extérieur : des demandes qui tombent en pleine crise, des exigences inadaptées, des proches qui ne comprennent pas…

Alors pourquoi est-ce si difficile ?

Parce que nous avons grandi dans une culture où « être là » signifie « être disponible sans arrêt ».

Parce que nous avons souvent appris que dire non équivaut à abandonner l'autre.

Parce que fréquemment nous préférons nous épuiser plutôt qu'avoir à nous justifier.

Dire non demande de l'énergie mentale, émotionnelle, logistique.

C'est paradoxal : accepter fatigue à la longue, mais refuser requiert une force immédiate.

C'est là que beaucoup craquent.

Ils n'ont plus l'énergie de poser leurs limites alors ils cèdent – encore et encore – jusqu'à l'épuisement.

La jauge des oui

Imaginez que chaque matin, vous vous réveilliez avec une jauge intérieure.

Parfois grande comme un SUV, parfois minuscule comme une Fiat 500.

Ce réservoir n'est pas constant. Il dépend de votre sommeil, votre charge mentale, votre état de santé, de ce que vous traversez.

Mais une chose est sûre : il a une limite.

Et chaque oui est une goutte de carburant en moins.

Dire oui sans compter, c'est rouler jusqu'à la panne sèche.

Vous n'êtes pas porteur de ressources inépuisables, vous êtes un être humain. Dire non, c'est reconnaître cette humanité.

Alors… comment fait-on ?

Voici une méthode douce mais ferme. Pas à pas. Sans brutalité. Mais avec honnêteté.

Prenez conscience de vos oui automatiques

Pendant une semaine, observez-vous.

Notez tous les moments où vous dites oui sans même réfléchir :

— pour un rendez-vous qui ne vous arrange pas vraiment ;

— pour aider quelqu'un alors que vous êtes déjà débordé ;

— pour faire plaisir, éviter un conflit ou fuir la culpabilité.

Vous verrez vite à quel point ce oui est devenu un réflexe – et non un choix.

Redonnez-vous le droit au délai

Vous n'avez pas à réagir dans l'instant.

Essayez :

— « Je te réponds ce soir. »

— « Je vérifie si j'ai la bande passante pour et je te dis. »

— « Je préfère prendre le temps d'y réfléchir. »

Ces phrases ne sont pas un recul. Elles sont un signe de maturité.

Elles affirment : *je me respecte et je respecte l'autre assez pour lui répondre en conscience.*

Choisissez un non sincère et bienveillant

Il ne s'agit pas de rejeter l'autre. Il s'agit de vous honorer.

Quelques exemples :

— « Je ne suis pas capable de m'en occuper, mais je peux t'aider à chercher une autre solution. »

— « Je suis déjà à ma limite et je préfère vous le dire que de mal faire. »

— « Je suis désolé, ce ne sera pas possible pour moi cette fois. »

Et parfois, le plus grand cadeau que vous puissiez offrir, c'est un silence clair plutôt qu'un oui hypocrite.

À retenir :

— Dire non signifie que vos oui sont pleins, entiers.

— Il vaut bien mieux agir moins mais mieux que de tenter de tout absorber et de faire à moitié.

— La douleur est épuisante pour l'un comme pour l'autre et garder vos forces pour les moments difficiles vous permettra de tenir bien plus longtemps sans vous épuiser.

Apprendre à poser des limites

Tout le monde a des besoins indispensables, ne serait-ce que pour vivre. Il est nécessaire d'en prendre conscience et d'être capable de les nommer pour ensuite définir ce qui est – ou non – acceptable.

Rien que dans le domaine qui relève du vital, un nombre considérable d'entre nous est strictement incapable de les respecter.

Soyez honnêtes, combien ici sautent régulièrement un repas parce qu'une réunion, un enfant, un proche s'est interposé – sans volonté de nuisance – et que vous avez décidé que cette raison passait avant le besoin physiologique de nourrir votre corps ?

Qui, ici, ose par exemple sans le moindre sentiment de culpabilité annuler une soirée entre amis parce qu'il est fatigué ou simplement car sa batterie sociale est trop déchargée ? Très peu.

J'ai commencé à parler de mes limites il y a quelques années, en même temps que j'apprenais avec ma thérapeute

Courtney[1] à écouter mon corps. Aujourd'hui, mon cercle d'amis est totalement en phase avec ma démarche. Au début, ce n'était pas simple : je n'osais pas donner la véritable raison des annulations et cherchais des excuses. Tout est devenu facile une fois que j'ai réalisé que mes proches n'étaient pas choqués mais plutôt soulagés car cela signifiait qu'ils avaient en retour la permission de signaler sans justification autre que « je ne me sens pas de venir ce soir » leur besoin de calme ou de repos. Ce sentiment de libération, de soulagement partagé, la baisse de pression qui ont suivi l'établissement de ce respect mutuel de nos frontières individuelles ont renforcé nos liens.

Identifier ses limites

Avant de les faire respecter, il faut réussir à les définir. Voici quelques pistes à explorer seul puis à partager. Pas dans l'urgence. Pas dans la douleur. À l'occasion d'un échange où chacun peut entendre l'autre clairement.

Pour le patient :
— À quels moments est-ce que je dis oui alors que tout en moi hurle non ?
— Quand est-ce que je me sens coupable de ma fatigue, de mes absences, de mes limites ?
— Qu'est-ce que je redoute de perdre si je dis stop ?

Pour le proche :
— Quels gestes ou paroles me laissent épuisé, vidé, amer ?

1. Courtney Shrum (Licensed Mental Health Counselor).

— Qu'est-ce que je n'ose pas exprimer par peur d'être perçu comme égoïste ?

— Quand est-ce que je me suis senti oublié sans même pouvoir le formuler ?

Décider de ce qui n'est pas négociable

Certaines limites ne sont pas modulables. Ni pour le patient, ni pour le proche. C'est une vérité qu'il faut pouvoir préciser sans se sentir coupable. L'idée n'est pas de se faire mal en silence mais de prévenir avant d'exploser et de ne pas créer des attentes irréalisables qui pèseraient sur la relation.

Exemples de limites absolues :

— Pour un patient : *Je ne peux pas me forcer physiquement sans aggraver ma santé.*

— Pour un proche : *Je ne peux pas être joignable vingt-quatre heures sur vingt-quatre. Même si j'aimerais l'être.*

Soyez explicites et décidez ensemble :

— Vos zones rouges (infranchissables)

— Vos zones jaunes (flexibles avec conditions)

— Vos zones vertes (disponibilités claires)

Le pouvoir de la reformulation

Parfois une limite est un non actuellement, pour être un oui à un autre moment.

Quelques formules utiles :

— *Je ne souhaite pas faire ça aujourd'hui mais je peux peut-être t'aider autrement. On en parle ?*

— *J'aimerais beaucoup être là, mais mon corps (ou ma tête) ne me le permet pas maintenant.*

— *Je ne suis pas disponible à 100 % ce soir et je veux t'écouter vraiment avec l'attention que tu mérites. Est-ce qu'on peut choisir ensemble le moment ?*

Il est possible aussi de poser des limites « positives » qui ouvrent plutôt qu'elles ne ferment :

— *Je me rends compte que je suis beaucoup plus présent quand j'ai eu un moment pour souffler.*

— *J'ai besoin de pauses mais ça ne veut pas dire que je te laisse tomber, juste que je dois recharger mes batteries.*

— *Je préfère qu'on en parle quand je suis reposé pour vraiment t'écouter.*

Créer un langage commun

Choisissez un code de communication qui permette d'éviter les malentendus :

— Un mot-clé (orage, pause, marée haute) pour signaler un trop-plein.

— Une échelle partagée de 1 à 10 pour indiquer votre niveau d'énergie ou de douleur.

— Un carnet ou un petit temps chaque semaine pour faire le point sans attendre la crise.

À vous de trouver ce qui fonctionnera pour votre relation.

À retenir

— Poser une limite n'est pas une fuite mais un acte de courage.
— Vous avez le droit d'exister en dehors de la douleur ou de l'aide.
— Une relation qui ne laisse pas de place à vos limites… n'est pas une relation. C'est une injonction.

Cinq étapes pour retrouver un équilibre à deux

Je sais à quel point la douleur peut nécessiter de réinventer une partie de son quotidien. Chaque relation est différente. Je vais cependant vous proposer d'utiliser un outil dont je me sers régulièrement lorsque j'interviens dans des organisations sur le sujet des aidants. Une méthode éprouvée depuis des années dans le monde de l'entreprise et qui a toute sa place pour moi dans celui de la santé publique. On l'appelle la « conduite du changement[1] ». Cette méthode se découpe en cinq étapes aux noms un peu barbares mais ne vous inquiétez pas, nous allons les parcourir ensemble. Libre à vous, si vous pensez être à un stade supérieur, de sauter le précédent mais je vous conseille quand même de les lire et de bien réfléchir aux questions qui sont posées, car elles permettent de créer une base solide.

1. Prochaska et coll., 1992 ; Prochaska et coll., 1997.

La pré-contemplation

Il s'agit d'une phase précoce : le sujet n'est pas vraiment discuté entre vous et vous sentez un blocage.

Il va donc falloir réussir à se plonger dans votre ressenti et chercher à comprendre tout d'abord ce qui vous pose problème. Qu'est-ce qui vous met mal à l'aise dans l'idée d'être aidant ou que votre proche soit aidant ?

Questionnez-vous ensuite ensemble :
— Qu'est-ce qui a changé dans notre quotidien depuis le début de la douleur (ou le diagnostic, selon les situations) ?
— Y a-t-il certaines activités qui ne peuvent plus être réalisées ou alors différemment ? Des tâches qui ne sont plus faites ou effectuées par quelqu'un d'autre (ménage, cuisine...) ?

Il ne s'agit en aucun cas ni de juger, ni de culpabiliser l'un ou l'autre. C'est un état des lieux qui est uniquement là pour amorcer une prise de conscience et surtout pour vous aider à construire un plan. Mais avant d'en arriver à ce stade, passons à la suite.

La contemplation

Elle correspond à la période où l'on se dit « bon d'accord, des choses ont changé, mais... »

C'est bien souvent le moment où les hésitations et les frustrations apparaissent. Et il sera important de les verbaliser – sans que cela ne dégénère en dispute.

Cette étape est absolument cruciale. Prenez vraiment le temps de réfléchir à vos réponses et d'en discuter sincèrement. Si vous devez faire une pause dans le processus, car il peut être très long, c'est ici. À l'étape de la prise de conscience et du cœur à cœur. N'hésitez d'ailleurs pas, si vous sentez des tensions surgir, à temporiser, vous accorder quelques minutes (ou plus) séparément. Plus vous creuserez cette étape, plus solides seront les fondations de votre relation.

Il y a de nombreuses possibilités s'agissant des conflits.

• Du côté du patient, les réticences peuvent concerner l'implication de l'autre : parfois trop importante, avec une sensation d'étouffer, d'être infantilisé ou à l'inverse un sentiment de désintérêt, de maladresse, d'incompréhension. De là peut découler une envie de ne pas demander du soutien et de ne certainement pas désigner son partenaire comme son aidant.

• Du côté du proche, plusieurs situations possibles également : une sensation d'être pris au piège, de ne pas avoir signé pour ce qu'il est en train de se passer, une inquiétude immense, une incompréhension du comportement de l'autre, des doutes sur sa douleur, son ampleur, sa survenue, son rythme.

Une nouvelle dynamique telle que celle-ci crée souvent des tensions. Pour avancer, il est primordial de les reconnaître et d'être honnête, sans pour autant blesser l'autre.

Voici donc les questions suivantes, avec le même mécanisme : les réponses sont d'abord écrites chacune de son côté puis partagées et discutées.

— Qu'est-ce qui est le plus difficile pour moi dans notre nouvelle façon de fonctionner ?

— Est-ce que cela m'arrive de me sentir emprisonné ? Si oui, par qui, pourquoi ?

— Quelles sont trois choses que j'aimerais te dire mais que je n'ose pas formuler, de peur que tu ne le prennes mal ?

— Comment pouvons-nous nous aider l'un l'autre sans que cela engendre de la frustration ?

La préparation

Autrement dit, la négociation. Si les deux phases précédentes se sont bien déroulées, vous avez certainement atteint une sorte d'accord tacite en miroir : « J'accepte d'aider mais on doit trouver des limites » pour l'un et : « J'accepte d'être aidé mais on doit trouver des limites » pour l'autre. C'est un pas immense !

Il faut maintenant réussir à définir ce qui est acceptable pour chacun d'entre vous. Nous allons donc mettre sur pied votre « accord d'autonomie ».

Et pour cela, voici les questions auxquelles vous devez répondre :

— Y a-t-il des tâches que je gère – en tant qu'aidant – et que mon proche serait en capacité d'effectuer ?

— Y a-t-il des tâches que j'aimerais faire – en tant que patient ?
— Y a-t-il des modifications que nous pourrions mettre en place dans notre organisation pour laisser de l'autonomie au patient ?
— Y a-t-il des moments où je me sens dépassé ? (en tant qu'aidant et en tant que patient)
— M'arrive-t-il de trouver que mon proche en fait trop ou au contraire pas assez ? Si oui, quel serait le juste milieu selon vous ?
— Quelles sont les trois choses que j'aimerais absolument continuer à faire seul ? (en tant que patient)
— Quelles sont les trois choses que je juge indispensables à faire pour aider mon proche (en tant qu'aidant et que patient) ?

Vous êtes bien sûr libres d'ajouter des questions à cette liste. Le but est vraiment de réfléchir concrètement à votre manière de vous aider l'un l'autre, d'être honnête sur ce qui fonctionne, ce qui n'est pas adapté, ce qui manque. C'est aussi le moment d'aborder la possibilité d'ajouter une aide extérieure, professionnelle ou non. Si certains points sont non négociables pour l'un mais compliqués pour l'autre, cela s'avère être une solution. Aucun compromis ne peut être viable si l'une des deux parties en sort frustrée ou avec le sentiment d'avoir été forcée à accepter certains points.

Passage à l'action

Vous voilà presque prêts à essayer cette nouvelle dynamique plus équilibrée. Reste une étape importante : s'organiser pour tenir sur le long terme. Et cela signifie être capable de mettre en place une stratégie pour trouver des moments de pause et de repos restaurateur. Ensemble ou séparément.

- Côté patient, la douleur entraîne bien souvent une fatigue immense, compliquée à décrire mais peu comparable à ce que ceux qui ne l'ont jamais vécue peuvent avoir rencontré. Même si cela signifie beaucoup de moments au calme, cela ne veut pas dire que ces instants de repos soient pour autant réparateurs.
- Côté aidant, il est scientifiquement prouvé depuis de nombreuses années qu'endosser ce rôle entraîne son lot de risque pour la santé, dont font partie l'épuisement et le burn-out (mais pas uniquement). Pour les éviter, il faut donc réussir à se ménager des plages de répit et être capable de se vider la tête. Il est important que vous soyez tous deux conscients de cette réalité pour réussir à mettre au point un plan qui vous permette également des moments afin de recharger au mieux vos batteries. Cela ne sera jamais parfait, surtout côté patient, car en fonction de la maladie, la fatigue peut être un symptôme qui s'ajoute à l'épuisement de la douleur.

Mais cela n'est pas une raison pour ne pas vous traiter l'un l'autre comme vous le méritez.

Il faut donc réfléchir à une stratégie car, dans notre quotidien, rares sont les instants de calme spontanés. Et hors de question de manquer ces pauses planifiées parce que l'un de vous se sent coupable ou considère que cela n'est pas nécessaire. Le repos n'est pas là pour soulager l'épuisement, son rôle est de l'éviter !

Il n'y a ici pas de conseil qui conviendrait à tous.

C'est pour cela qu'il vous faudra répondre à ces quelques questions pour trouver ce qui sera le mieux pour vous et pour vous uniquement :

— Aujourd'hui, comment est-ce que je sais que je suis fatigué ? Comment est-ce que je me sens ? Comment est-ce que je me comporte ?

— Et dans l'autre sens : qu'est-ce qui me fait dire que mon proche est fatigué ? Quelles modifications de son comportement est-ce que je repère ?

— Quel signal peut-on utiliser pour avertir l'autre que le moment d'instaurer une « pause rechargement de batterie » est arrivé ? Pour moi ou pour lui ?

— Quelles situations me permettent de me sentir le plus revigoré ? (du sommeil en plus ? un contact avec la nature ? plusieurs heures de silence ? du sport ?...)

— Comment peut-on organiser des moments réguliers qui prennent en compte ces solutions ? (Il est temps d'être imaginatif ! Même si cela vous paraît compliqué ou nécessiter l'aide d'autres personnes. Nous y viendrons un peu plus tard, mais cette étape est primordiale, ne la laissez pas de côté si vous le pouvez.)

Prenez des engagements l'un envers l'autre. Peut-être que cela signifiera confier vos enfants un week-end par mois. Remplacer votre maman auprès de votre papa plus dépendant pour qu'elle puisse souffler une journée par semaine ou à la fréquence nécessaire. Trouver un coach sportif doux qui vienne jusque chez vous pour une séance régulière qui prenne en compte vos envies à tous les deux. Tout est imaginable et n'entraîne pas forcément de dépenses. Vous avez besoin l'un comme l'autre d'un répit restaurateur.

Et au-delà de ces moments, une autre promesse est importante : engagez-vous à trouver des activités, pas forcément de grands voyages, cela peut être de petites choses, mais donnez à l'autre votre parole que vous partagerez régulièrement des moments à deux. Sans penser à la maladie. Juste à vous. Bien sûr, il faudra s'adapter aux fluctuations de la douleur, peut-être même modifier les plans prévus, mais vous avez besoin de temps pour vous, ensemble.

Un exemple : un dîner à deux, plusieurs possibilités se présentent :
— option « c'est un bon jour ». Vous vous offrez un restaurant que vous avez toujours voulu essayer, même s'il est loin de chez vous.
— option « je me sens moyennement bien ». Direction la petite brasserie en bas de chez vous.
— option « ça ne va pas du tout ». Soirée livraison et plateau télé.

Et sauf si c'est vraiment l'un de vos plaisirs, quelque chose qui vous détende, sinon je ne veux voir personne aux fourneaux sous prétexte que le restaurant est annulé ! Ce moment est d'abord là pour vous libérer du temps à deux, sans cuisine ni vaisselle.

Vous vous rappelez le jeu Uno ? Si la douleur vous envoie une carte + 4, répondez avec un Uno Reverse et renvoyez-la dans les cordes.

Ne pas s'enfermer dans les rôles d'aidant et de patient est la clé pour que votre tandem reste soudé.

Le maintien

Laissez passer quelques semaines voire quelques mois avant de reprendre ces quelques pages et de franchir cette nouvelle phase... Mais ne l'oubliez pas. La douleur et les maladies chroniques sont connues pour être fourbes et capables d'évoluer rapidement, dans un sens positif comme plus difficile. Il faut donc prendre le temps régulièrement de réévaluer votre plan.

Comment vous en êtes-vous sortis ces derniers mois ?

Avez-vous réussi à ménager ces moments de repos ? À vous écouter l'un l'autre ? Y a-t-il des frustrations que vous n'avez pas exprimées ?

Faites votre bilan !

Voici quelques questions pour vous y aider :

— Quelles sont les trois choses positives qui se sont bien passées depuis que nous avons mis en place notre stratégie ?

— Quels sont les trois obstacles que nous avons rencontrés ?

— Quels sont les trois points d'améliorations que vous aimeriez apporter ? Et comment imaginez-vous les mettre en place ?

— Quelles sont les deux phrases que vous n'avez pas osé dire à votre proche ces derniers temps et que vous aimeriez formuler maintenant ?

J'espère que ces quelques pages auront été une présence douce à vos côtés dans ces moments parfois compliqués et vous permettront d'avancer ensemble, de mieux vous comprendre et de vous soutenir l'un l'autre. Ne vous mettez pas une pression intenable sur les épaules, il y aura de toute manière des ratés, ce qui compte le plus ici c'est l'envie de bien faire et d'être présent. Ne laissons plus la douleur nous priver de nos relations !

Remerciements

À Maman, merci d'avoir toujours été là pour moi. Je t'aime.

À Paule, merci de votre regard et de votre douceur.

À Alice, merci de m'avoir permis d'écrire ce livre, de m'avoir entourée et d'avoir supporté mon emploi du temps chaotique.

À Édouard, le meilleur des petits frères.

À Patrice, merci d'avoir tout fait pour que je puisse écrire dans les meilleures conditions.

À mes amis Irina, Lev, Alexandre et Mickael pour votre soutien moral sans faille malgré mes centaines d'appels.

À Courtney, sans qui je n'aurais pas eu le recul nécessaire pour écrire ces pages.

Remerciements

À Éric, pour ton aide dans mes recherches.

À Gabriel, pour m'avoir encouragé à enfin parler de ma grand-mère.

À la team Spitzberg, pour avoir supporté ma réécriture au milieu du pôle Nord.

À la team Pyramiden (Roman, Anna, Anna, Svetlana, Anatoliy, Nicolay, Yaroslav, Igor, Dmitriy) pour m'avoir fourni toutes les conditions de cette réécriture polaire.

À mes confrères et amis Jean-Jacques, Isabelle et Brigitte pour vos conseils éclairés.

À tous les patients, aidants et soignants qui ont accepté de témoigner, et particulièrement à Anaïs et Andy pour ces longs entretiens pleins de joie.

À toute l'équipe de chez Robert Laffont, autour de Frédéric Martin et d'Alice d'Andigné – Sophie Rouanet, Gabriel Zafrani, Solveig de Plunkett, Catherine Lauprêtre, Lucie Grandjean.

Composition et mise en pages
Nord Compo à Villeneuve-d'Ascq